CRISTINA CARVAJAL

SKINTELLECTUAL

INTELIGENCIA COSMÉTICA

GUÍA DE COMPRA

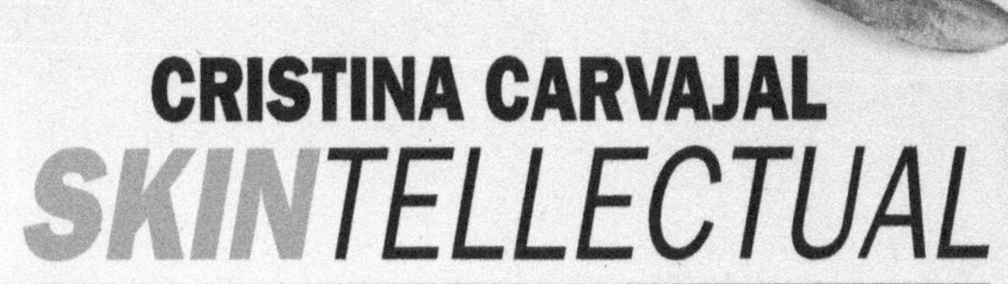

INTELIGENCIA COSMÉTICA

GUÍA DE COMPRA

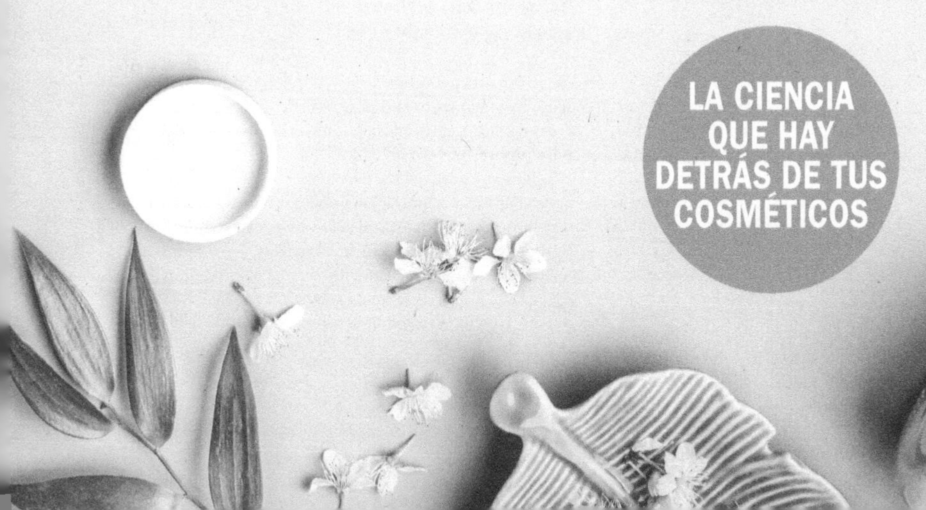

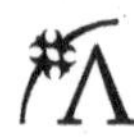

www.arcopress.com
@arcopresslibros

Primera edición: septiembre de 2019
Quinta reimpresión: marzo de 2026

Arcopress • Sociedad actual
Dirección editorial: Pilar Pimentel
Editora: Isabel Blasco
Diseño y maquetación: Fernando de Miguel
Corrección: Maika Cano

Editorial Almuzara S. L.
Parque Logístico de Córdoba. Ctra. Palma del Río, km 4
C/8, Nave L2, nº 3. 14005 - Córdoba
info@almuzaralibros.com

Imprime: Liber Digital
ISBN: 978-84-17057-23-7
Depósito Legal: CO-1214-2019

A mis padres y hermano por responder con infinita
paciencia todas las dudas que les he planteado
desde pequeña.

ÍNDICE

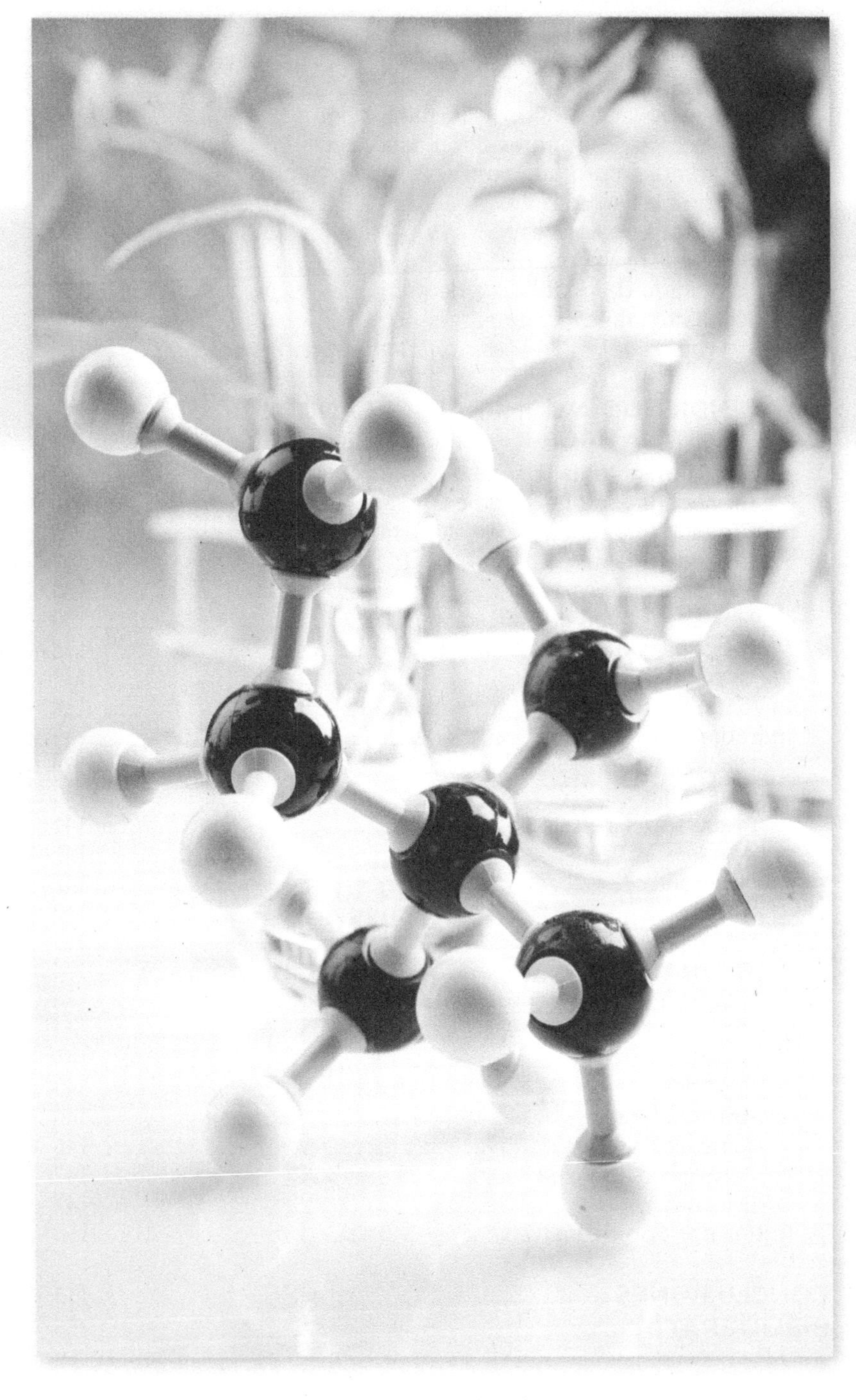

INTRODUCCIÓN

Los dermatólogos hablan de piel, los formuladores cocinan los ingredientes, los de fábrica los envasan, los de *marketing* te los venden y nosotros los compramos.

Soy Cristina Carvajal, ingeniera de profesión, *freak* de la cosmética de corazón y «desnudo» los cosméticos antes de comprarlos, aunque no siempre fue así.

Empecé a utilizar cosméticos con diecisiete años. Al principio solo usaba gel limpiador, después vi en la tele los famosos tres pasos y me animé con el tónico y la hidratante. Nunca fui constante con el tónico.

Los blogs de belleza me descubrieron los remedios caseros: probé varias mascarillas, me destrocé la piel con zumo de limón y me enredé el pelo con plátano... un desastre.

Las revistas y las *youtubers* me abrieron un mundo de marcas y texturas, probé la cosmética natural y me equivoqué muchas veces. Me costaba entender que algo más natural me funcionara peor. Por aquel entonces estaba ya en 4º de carrera, ingeniería química, nos hablaron de antioxidantes, de cómo limpia el jabón (micelas, agua micelar), de la composición de los perfumes, de la espuma... y supe que quería trabajar en la industria cosmética.

Empecé a fijarme en las etiquetas de mis cosméticos y a leer sobre los ingredientes que más se repetían. Poco a poco las dudas que durante años se habían agolpado en mi cabeza, empezaron a resolverse.

Seguí leyendo y me di cuenta de que ¡lo hacía todo al revés! Ese fue el principio del cambio.

Me parecía que tener la piel tirante después de una limpieza era lo normal, huía de los aceites y utilizaba exfoliantes físicos que me dejaban la cara como un tomate. Me deshidraté la piel, por supuesto. Comencé a escoger productos fijándome en su fórmula y mi piel mejoró notablemente; también me reconcilié con los productos naturales.

Preguntándole a Google mis dudas cosmético-existenciales llegué a *Paula's Choice*, a *Beauty Brains*, *Futurederm* y a los blogs de divulgación científica. Empecé a familiarizarme con términos «marketinianos» y a entender lo que realmente querían decir... la cosmética tiene límites.

Con veinticuatro años, la carrera acabada, un año de experiencia en una fábrica de productos de limpieza y un mercado laboral precario, cree *Cosméticos al desnudo*. Pensé que, si no conseguía un trabajo en la industria cosmética, el blog siempre sería mi excusa para estar en contacto con ella.

Gracias al blog pude investigar más a fondo mitos y dudas cosméticas, aprendía con cada entrada que redactaba, aún sigo aprendiendo.

Cuando ya estaba familiarizada con la dermocosmética, exfoliantes ácidos, antioxidantes y compañía, llegó la cosmética coreana con nuevos productos (*essence*, *booster*, mascarillas de papel), nuevas texturas, nuevos ingredientes y, sobre todo, más transparencia en su *marketing*. Ellos hablan de porcentaje de activos, de pH y de cómo actúan las fórmulas en la piel.

Poco después, decidí especializarme estudiando un máster en dermofarmacia y cosmetología que me dio la oportunidad de realizar unas prácticas en un laboratorio de aplicaciones cosméticas. Allí aprendí casi todo lo que sé sobre formulación e ingredientes. Tuve la suerte de trabajar con una gran profesional, Mª José, una apasionada de la cosmética que me permitió aprender de la mejor forma, investigando, probando y formulando. Fabriqué mi primera emulsión (y otras tantas que vinieron después), sombras de ojos, *BB creams*, texturas *bounce*, brumas faciales, champús, geles y hasta llegamos a gelificar un aceite.

Durante esa etapa conocí los entresijos de la creación de un cosmético, la investigación que hay detrás de cada fórmula y activo, el plan de *marketing* de un nuevo lanzamiento, la dificultad de encontrar un *claim* sincero y entendible o el impacto que los *tests* de consumidor y de toxicidad tienen en el precio final del producto.

Mi visión sobre la industria cosmética se amplió, aprendí a ver y a juzgar las fórmulas como un conjunto, entendí que hay ingredientes que se ponen solo por la fórmula, que a veces pagas la marca, que hay fórmulas que realmente valen lo que cuestan, que un cosmético eco puede funcionarte o no y que solo puedes comprender cómo funciona un cosmético cuando comprendes cómo funcionan la piel y el cabello.

Diría que fue entonces cuando por fin aprendí a comprar cosmética, leyendo los *claims* y el listado de ingredientes, porque amigos, siempre van de la mano.

El laboratorio me gustaba, pero echaba de menos la fábrica, así que no continué formulando. Actualmente trabajo en la industria farmacéutica como ingeniera de procesos; mi día a día son las máquinas, el equipo de trabajo, la productividad, la reducción de residuos… poco tiene que ver con la formulación cosmética, de hecho, actualmente mi principal relación con el mundo de la cosmética es la misma que la que debéis tener la mayoría de vosotros: soy consumidora.

Consumo cosméticos porque me gustan y porque espero ver resultados en mi piel tras utilizarlos. Mirando atrás me doy cuenta de que lo que sin duda he adquirido en estos años es inteligencia cosmética, por cursi que suene. Sí, soy una *skintellectual* y de eso hablo en este libro, de piel, de ingredientes, de fórmulas, de envases, de *marketing*, de mitos y, sobre todo, de cómo leer etiquetas me ha llevado a comprar mejor: Porque no hay otro camino: la única forma de comprar mejor es sabiendo lo que compras.

Una nueva cosmética está llegando, ya no nos conformamos con comprar cualquier cosa, nos preocupamos por los ingredientes, por cómo actúan en nuestra piel, nos hacemos más preguntas que nunca, están surgiendo nuevas marcas que utilizan la ciencia y los ingredientes como reclamo, porque la cosmética es mucho más que «esa cremita que te pones», porque demandamos transparencia, porque estamos hartos de falsas promesas y porque queremos comprar con la certeza de que no estamos tirando el dinero.

Si queréis aprender a comprar mejor, tendréis que aprender a desnudar cosméticos, a enfrentaros al temido INCI. Sé que puede resultar abrumador y confuso adentrarse en la ciencia de la cosmética. Solo espero que este libro pueda ayudaros a resolver vuestras principales dudas y por qué no, a haceros aún más preguntas sobre los cosméticos que compráis.

DESNUDAR UN COSMÉTICO: DESPOJAR EL *MARKETING* QUE LO CUBRE O ADORNA Y LEER LOS INGREDIENTES QUE LO CONFORMAN ANTES DE COMPRARLO

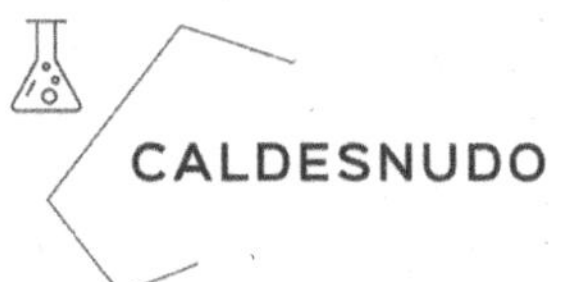

Cristina Carvajal,
autora del blog *Cosméticos al desnudo*

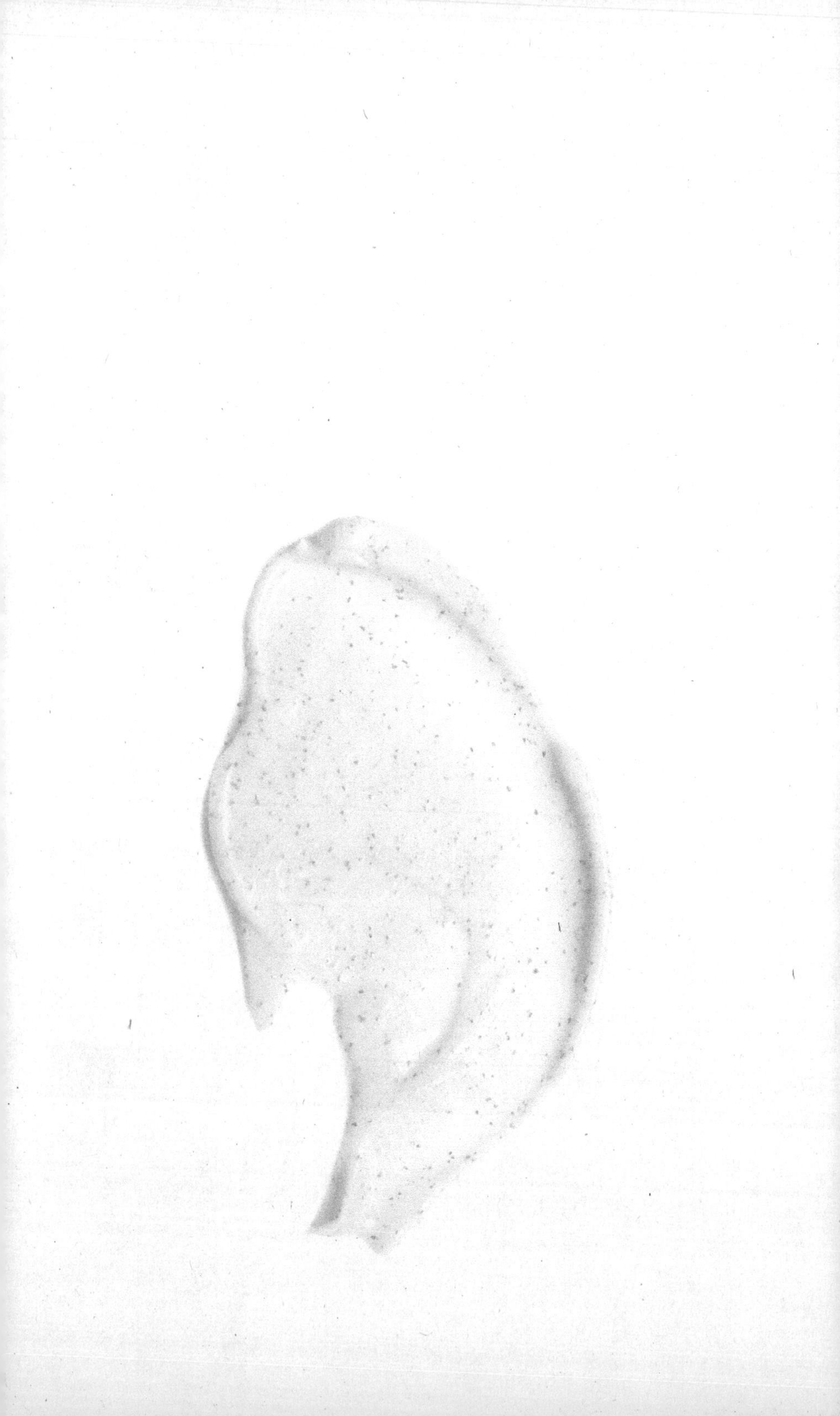

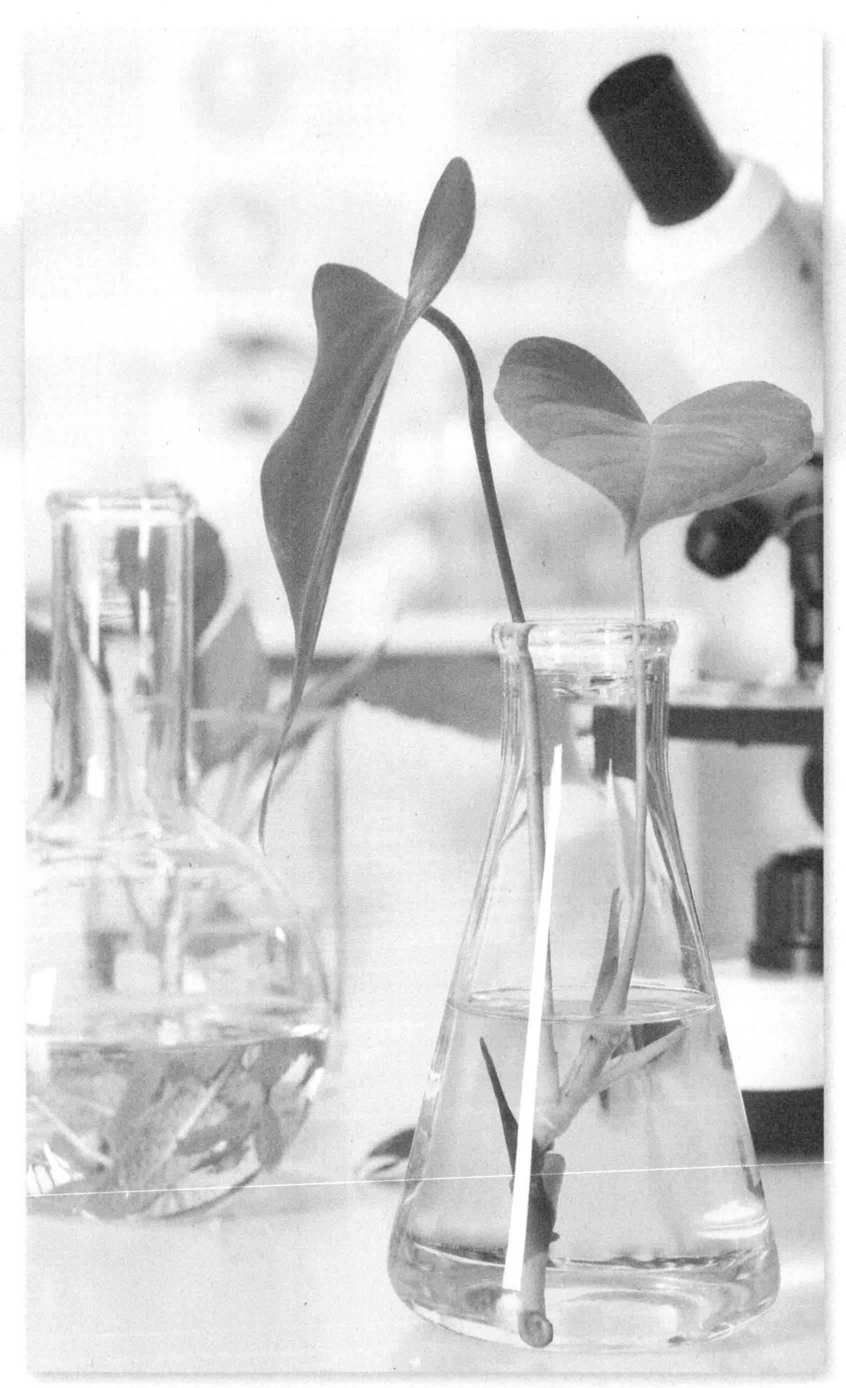

1
LA PIEL
ESA GRAN DESCONOCIDA

LA PIEL

Para entender cómo funcionan los cosméticos, debemos entender primero cómo funciona nuestra piel.

La piel es el órgano más extenso del organismo, unos 2 m², y puede suponer hasta el 10-15% del peso corporal.

¿Para qué sirve la piel?

La principal función de la piel es recubrir y proteger nuestro organismo, aunque también juega un rol psicosocial, es nuestra carta de presentación y desde la antigüedad se le ha dado gran importancia a su aspecto.

Pero no solo eso, gracias a ella tenemos el sentido del tacto, regula la temperatura, cumple una función inmunológica e incluso actúa como reserva energética al acumular grasa (la odiada celulitis).

¿Protegernos de qué?

— **Agresiones medioambientales y del entorno que nos rodea.**

Nos protege de agresiones químicas y físicas, evita que determinados compuestos alcancen nuestros órganos internos, filtrándolos, transformándolos o directamente impidiendo su paso.

Nos protege de golpes, roces, arañazos y, por supuesto, de las radiaciones UV que son capaces de dañar nuestro ADN.

— **Agresiones microbiológicas.**
La piel es la primera barrera a la que se enfrentan los microorganismos. En la epidermis se encuentran las células de Langerhans o los queratinocitos epidérmicos, entre otras células, que disponen de un sistema de reconocimiento ante determinados microorganismos y mandan la orden de producir agentes antiinfecciosos como péptidos antimicrobianos o las citoquinas.[1]

La estructura del estrato córneo, el pH ácido del mismo y el correcto equilibrio de la fase grasa presente son clave a la hora de proteger nuestra piel frente a infecciones. Las pieles con dermatitis atópica, por ejemplo, presentan una producción deficiente de lípidos epidérmicos, lo que genera un ambiente propicio en nuestra piel para la proliferación de infecciones, por ejemplo, de *Staphylococcus aureus*, comunes al rascarnos la piel.

— **Control de pérdida de agua.**
Regula la pérdida de agua transepidérmica (TEWL), que es el factor que se analiza con los corneómetros.

La piel puede contener hasta un 30% del agua que tiene el cuerpo. La capa más exterior de la piel, el manto hidrolipídico está diseñado para retener el agua que necesitan nuestras células en nuestra piel, no obstante, perdemos agua a lo largo del día, especialmente cuando hace calor o hacemos deporte.[2][3]

EL CORNEÓMETRO ES UN APARATO QUE MIDE
LA HIDRATACIÓN SUPERFICIAL DE LA PIEL, SU LECTURA ES POCO
FIABLE PUESTO QUE LE AFECTAN VARIOS FACTORES

No debemos obsesionarnos con la lectura de la humedad de la piel que nos proporcionan en centros de belleza, farmacias y perfumerías, pues una única lectura de la piel puede verse afectada por la humedad ambiental o el estado personal (si estamos acalorados), entre otros; además, la aplicación de una hidratante, de cualquiera, subirá la lectura de hidratación instantáneamente debido al contenido de agua de la fórmula. Lo que nos interesa es mantener la hidratación a lo largo de todo el día.

Deshidratación versus piel seca

Una de las dudas más comunes es: ¿tengo piel deshidratada o seca? Una piel seca es aquella que no genera suficiente fase grasa, siempre tiene un aspecto mate y suele estar tirante o incluso tender a tener rojeces.

Una piel deshidratada puede ser seca o grasa. Es una piel deslipidizada, le faltan lípidos epidérmicos por una rutina de limpieza excesiva; se suele dar en pieles acneicas, con un exceso de sebo, que se deshidratan al utilizar productos demasiado astringentes.

TANTO A UNA PIEL SECA COMO A UNA PIEL DESHIDRATADA
HAY QUE DARLE FASE GRASA

He escuchado muchas veces que una piel deshidratada no necesita aceite sino agua, algo que no es del todo correcto. Una piel está deshidratada porque le falta agua, pero le falta agua porque su piel no es capaz de retenerla. Ya podemos estarnos cuatro horas en remojo que no va a mejorar su hidratación. Lo que hay que hacer es mejorar su manto hidrolipídico para que el agua no se escape, y eso lo conseguiremos aportándole lípidos epidérmicos.

El grosor de la piel

Pese a seguir la misma estructura, el grosor de la piel varía a lo largo del cuerpo. La piel de los párpados es la más fina (1 mm), pues debe plegarse con facilidad, en cambio, la de las palmas de los pies y manos es la más gruesa (2-3 mm).

Además, el grosor varía en función de la raza, el género (la piel masculina es más gruesa) y la edad; la piel de un recién nacido es más fina que la de un adulto.[2] [5]

Estructura

La piel está formada por tres capas: hipodermis, la capa más profunda donde el cuerpo almacena las reservas energéticas, la grasa, la celulitis; la dermis, el mayor componente estructural, formada principalmente por fibras, el colágeno y el hialurónico presentes en ella le aportan elasticidad y resistencia a la piel. Y, por último, la capa más superficial, la epidermis, la parte donde actúan todos los cosméticos.

La epidermis se subdivide en las cinco subcapas o estratos que podéis ver en la imagen siguiente.[6]

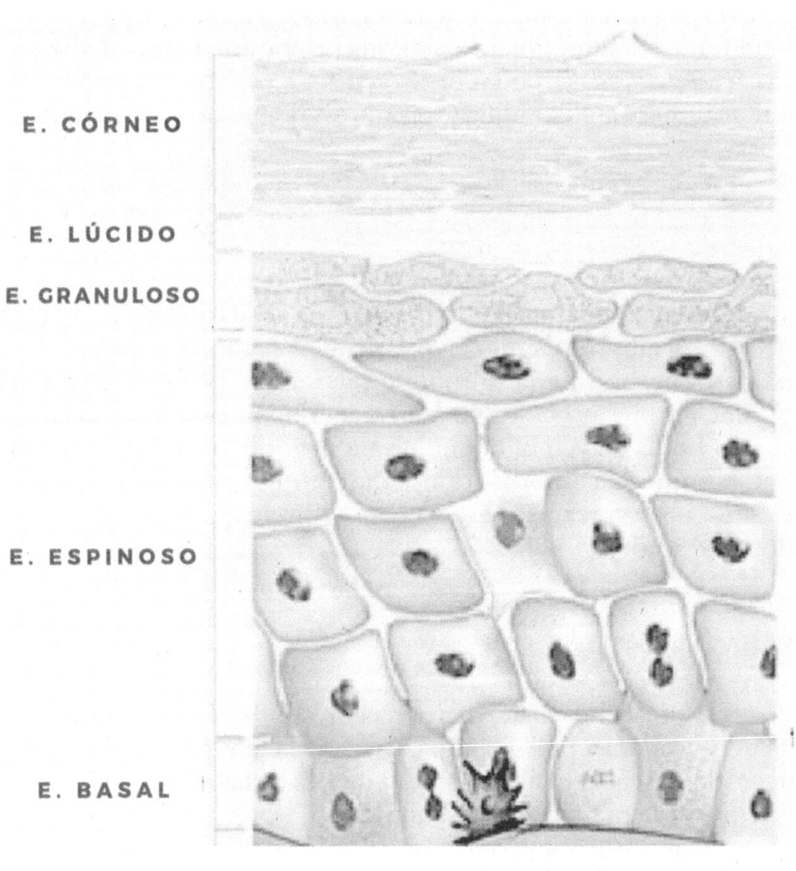

Las cinco subcapas o estratos de la epidermis

La primera capa de la epidermis, es decir, el estrato córneo, está formado por unas 12-20 capas de corneocitos muertos, las famosas células muertas que tanto nos remarcan que hay que exfoliar. A esas diez primeras capas de la piel son a las que se suelen referir en los anuncios cuando dicen que un cosmético traspasa varias capas o hidrata en profundidad.

Voy a usar el mismo símil que usa todo el mundo para explicar la piel. Pensad en el estrato córneo, la primera capa, la de las células planitas, como en una pared de ladrillos, ¿lo tenéis? Perfecto, los ladrillos son queratinocitos ya en las últimas, son células muertas que están unidas por un cemento intracelular que son los lípidos intracelulares (ceramidas, colesterol, ácidos grasos y colesterol sulfato).

Esa es la capa que queremos atravesar, la idea es que los ingredientes que vehiculizan, (glicoles y compañía) van a meterse ahí dentro en la pared de ladrillos y van a interaccionar con el cemento, como si lo ablandaran temporalmente. Sí, son una especie de solventes, lo que hacen es alborotar los componentes que conforman la piel y consiguen que penetre mejor el contenido de la fórmula.[6]

¿Es malo utilizar cosméticos con muchos solventes/alcohol/glicoles?

Todos los ingredientes que pueden vehiculizar no alteran igual la barrera de la piel, eso para empezar. Obviamente cuanto mejor vehiculizan, más la alteran, todo no puede ser y además se supone que la modifican de forma temporal y reversible. Es decir, aplicaremos el producto, el cemento se deshará un poco, absorberemos todo el producto y luego nuestra piel volverá a su estado inicial y aquí no ha pasado nada. Otra razón para usar sérums antioxidantes por la noche, en casita, mientras dormimos y no por el día con toda la polución acechando.

Si bien es cierto que, como en el caso del alcohol, algunos pueden irritar la piel y acabar sensibilizándola, al final es una cuestión de dosis y os recuerdo que depende del conjunto de la fórmula, no de un solo ingrediente.

Metilpropanol sería el más solvente: vehiculiza mejor, hidrata menos e irrita más. La glicerina sería el que menos vehiculiza, no irrita nada, pero sí hidrata.

Por ejemplo, el propanediol hidrata muy bien la piel, vehiculiza y no irrita; el propyleneglicol sí es cierto que puede irritar un poco, las pieles muy sensibles pueden usarlo, pero mejor en fórmulas hidratantes que en sérums.[7]

No debemos olvidar que los los cosméticos pasan pruebas de irritación, no se formulan para reventar la piel, la idea es que se vehiculicen los activos y la piel se hidrate más y esté más sana, no al contrario.

Como siempre, apelo al sentido común: lo ideal es no utilizar siempre, siempre y a diario, un sérum con alcohol y metilpropanol. ¿Por qué? pues porque podría llegar a sensibilizar la piel y alterar la barrera y deshidratarla, pero usarlo eventualmente y combinarlo con otros productos no tiene por qué causar ningún problema, al contrario, conseguirás vehiculizar otros ingredientes y mejorarás la hidratación y la función barrera de la piel. Al final es un equilibrio entre lo que penetra y la alteración que produce en la piel para penetrar; usándolos con cabeza no debe preocuparos en absoluto.

Resumiendo: de las tres capas que conforman la piel, en cosmética siempre debemos centrarnos en la epidermis, y más concretamente en el estrato córneo y en el manto hidrolipídico, pues es donde podrán tener un efecto real los cosméticos que apliquemos en nuestra piel.

Manto hidrolipídico

El manto ácido de la piel es un fluido viscoso que recubre nuestra piel, formado por el manto aéreo y la emulsión epicutánea. El manto aéreo es una mezcla gaseosa entre dióxido de carbono y vapor de agua y la emulsión epicutánea está formada por agua, sudor y una capa oleosa que proviene principalmente de las glándulas sebáceas; en resumen, una emulsión de sudor, grasa y algunas células muertas.[8]

En el capítulo de la hidratación entraremos en el detalle de la composición de los ácidos grasos, los lípidos epidérmicos y sebáceos que lo conforman.

Los cosméticos que apliquemos deben velar por mantener la acidez y la composición del manto ácido de nuestra piel, pues el estado de este manto afecta directamente al estado del estrato córneo. La mayoría de desórdenes de la piel, como la rosácea o el acné, están relacionados con un aumento de pH (relacionados, no causados por).

¿Manto ácido? ¿qué es el pH?

En cosmética se hace a menudo referencia al pH, se habla de productos ácidos, de que determinados productos pueden alterar el pH de la piel...pero ¿qué es el pH? ¿cuán importante es el de un cosmético? Y, sobre todo, ¿puede un cosmético alterar el pH de la piel?

¿Qué es?

Es una unidad de medida que indica la acidez o alcalinidad de una disolución. Técnicamente se calcula como el -log de la concentración molar (mol/l) de iones hidrógeno $pH = -\log [H+]$. Por algo se llama potencial Hidrógeno (pH).

Según Arrhenius, un ácido es aquel capaz de liberar protones (H+), cuantos más ácidos haya, más protones, menor el pH y más ácida será la disolución.

¿Por qué es tan importante?

En la industria, cosmética, alimentaria o la que sea, se tiene muy en cuenta el pH de diferentes procesos químicos, porque una variación en el pH indica que algo no funciona como debería. Hay reacciones que solo se dan a determinados pH, en tratamientos de aguas, por ejemplo, aguas demasiado ácidas producen corrosión y aguas muy básicas precipitaciones con sus consiguientes incrustaciones y taponamientos.

Y por supuesto, afecta en la proliferación de nuestras queridas amigas las bacterias, a las que no les gustan ni los pH muy ácidos, ni los muy básicos. ¿Os suena lo de este vino está picado, es vinagre? Eso es por culpa de una bacteria que no debería estar y no estaría si el pH del vino fuese el adecuado.

pH de la piel

Un sólido no tiene pH o técnicamente no se puede calcular, puesto que como he dicho el pH son los iones hidrógenos en disolución. Se asume que cuando se habla de pH se habla de una disolución y, por tanto, de un líquido, no de un sólido.

LA PIEL ES UN SÓLIDO, CUANDO SE HABLA DEL PH DE LA PIEL SE HACE REFERENCIA AL PH DEL MANTO ÁCIDO DE LA PIEL. TIENE UN VALOR APROXIMADO DE 5,5

Mediciones del ph de la piel humana en distintas localizaciones del cuerpo

Localización	Ph de la superficie de la piel
Frente y mejillas	4,0- 5,5
Nariz	4,0-7,0
Antebrazo*	4,1-4,2
Antebrazo palmar	4,4-5,1
Antebrazo ventral	5,0-5,5
Parte posterior de la muñeca	5,56-5,96
Parte inferior del brazo	5,4-5,9
Axila	5,8-6,0
Región inguinal	6,2
Vagina	4,7
Vulva (labios menores)	5,41±0,16
Vulva (labios mayores)	5,80±0,08
Área de introito	5,40+0,12

pH de 0 a <7 es ácido, =7 es neutral, >7 es alcalino
Fuente: *Skin surface pH and topical emollient: Fact or artifact?* Farage, Miranda A., y otros. s.l. : Jacobs Journal of Experimental Dermatology.

El pH de este manto ácido oscila normalmente entre 4,5 y 5,9, es ligeramente ácido, lo que favorece la regeneración celular y ayuda a proteger la piel de las agresiones externas pues el pH afecta significativamente a la composición del estrato córneo de la piel.

Cuando el pH de la piel se altera y aumenta remarcablemente su valor, se producen pruritos, dermatitis, y esta se vuelve más propensa a infectarse o dañarse. El pH ácido mantiene las bacterias a raya.

Otro de los datos que deberíamos tener presente es que el pH no es el mismo en toda la piel[9]

pH productos

Los cosméticos pueden presentar diferentes pH, normalmente se busca que su pH sea parecido al de la piel, para no alterarlo. Lo ideal es que ronden valores de entre 5 y 7, y también se evitan los productos muy ácidos/básicos en productos faciales y champús, porque las probabilidades de que te entre en un ojo o en la boca mientras te duchas son altas. ¿A alguien le suena la frasecita «evitar el contacto con las mucosas»? Pues eso.

LOS CHAMPÚS «NO MÁS LÁGRIMAS» TIENEN UN PH SUPERIOR AL RESTO, SIMILAR AL DE LOS OJOS, PARA EVITAR QUE AL ENTRAR EN CONTACTO CON ESTOS SE IRRITEN Y NOS LLOREN

Sin embargo, hay compuestos que necesitan un determinado pH para funcionar. Por ejemplo, algunos tensioactivos requieren un pH más básico, los tintes también y los *peelings* químicos necesitan ser ácidos.

A continuación, hay un esquema con los principales cosméticos y su pH. Por ejemplo, el pH de los champús ronda el 4,5, lo que no quiere decir que no haya champús con un pH más ácido, que los hay. Lo mismo pasa con las limpiadoras faciales, las hay más ácidas y básicas, pero generalmente la típica que dice que es para puntos negros y lleva ácido salicílico presenta un valor de pH de 3, las que no llevan ácidos suelen ser algo más básicas.

Las cremas que contienen AHA (alfahidroxiácidos) y BHA (beta hidroxiácidos), ácidos como el salicílico o el glicólico, deben tener un pH bastante ácido porque cuanto mayor es el pH del

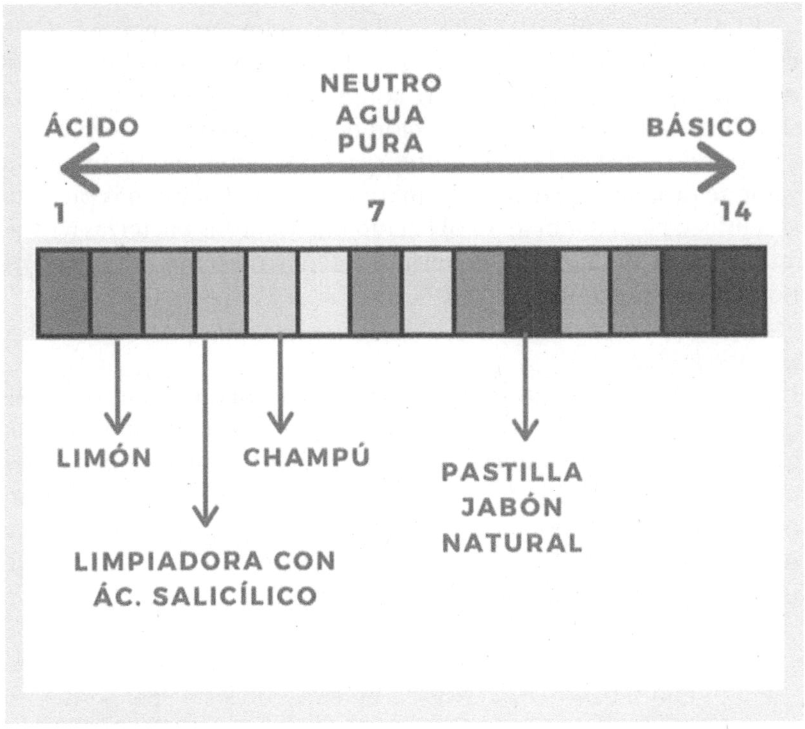

Principales cosméticos y su pH

producto menor es el porcentaje de ácido que actúa sobre la piel. Es lo que se conoce como porcentaje activo o en este caso ácido libre. «Libre» implica que es el que está disponible para actuar en tu piel, el que reaccionará con ella y la exfoliará. Un término muy usado en detergentes, lejías y similares: «ahora con un 10% más de materia activa».

Resumiendo: el pH afecta a la efectividad de un producto con ácidos, porque puede modificar el porcentaje de ácido que es absorbido por esta. Por supuesto la concentración, la frecuencia de aplicación, el tiempo que permanezca en la piel o el estado de la barrera epidérmica, entre otros también, afectarán a la profundidad alcanzada por el *peeling*, pero en general, la profundidad de acción aumenta con el porcentaje de ácido presente (concentración) y con la disminución del pH.

Las preparaciones de AHA con un pH menor a 3 se usan como *peeling*. Los tratamientos domiciliarios deben tener un pH de entre 3,8 y 4,5; cuando el valor de pH supera los 4,5 no funcionan, su efectividad es prácticamente nula.[10]

Los productos que tengan un pH menor o igual a 2 o mayor o igual a 11,5 deberían incluir la leyenda: «evitar el contacto con piel o mucosas», algo que personalmente nunca he visto en un cosmético. Por norma general, no es recomendable utilizar cosméticos con un pH inferior a 3.

¿Puede un cosmético modificar el pH de la piel?
Sí, pero de forma temporal. En una piel sana, al cabo de unas horas, se restablece completamente.

Son varios los factores que pueden modificar el pH: la edad (a partir de los 60 aumenta), el sudor, la deshidratación de la piel, los ingredientes irritantes o las limpiadoras faciales, pueden alterarlo.[11]

Cuando nos lavamos la cara, especialmente con limpiadoras con un pH algo elevado, modificamos el pH de la piel, la alteramos. Lo mejor que podemos hacer después del lavado es hidratar, aplicar productos oleosos, emolientes, que aporten lípidos y creen una capa que evite la evaporación de agua, para que la piel no se deshidrate. Esto ayuda a mantener el pH ácido de la piel y la función barrera.[12]

> NO ES RECOMENDABLE UTILIZAR DE FORMA HABITUAL PASTILLAS DE JABÓN NATURAL EN LA LIMPIEZA FACIAL DEBIDO A SU ALTO PH. PUEDEN OCASIONAR IRRITACIONES Y ROJECES EN LA PIEL

Lo recomendable es utilizar siempre limpiadoras con un pH similar al de la piel, ligeramente ácido para evitar irritaciones, descamaciones y otras alteraciones.[13] [14]

¿Es malo utilizar cosméticos demasiado ácidos?
Como la piel ya de por sí es algo ácida, tolera mucho mejor los productos ácidos; aun así no es recomendable utilizar, por ejemplo, zumo de limón como tónico, porque puede resultar irritante.

Pero muchos *peelings* o cremas con ácidos, destinadas a exfoliar químicamente la piel, contienen un pH parecido al del limón, algo superior, digamos de 3,5, pero bastante ácido. ¿Qué pasa con ellos?, ¿irritan la piel?

Sí y no, depende. Los *peelings* químicos que te realiza un dermatólogo te van a irritar la piel, porque la concentración de ácido es muy elevada, pero una crema que sea de venta al público suele contener elementos emolientes y antiirritantes para contrarrestar los efectos irritantes, valga la redundancia. Es diferente un producto formulado y testado para evitar dentro de lo posible la irritación de la piel, que echarse zumo de limón con alegría. Aun así, habrá productos que irriten pieles sensibles o incluso normales, puede pasar, especialmente si se abusa de los exfoliantes.

Se puede utilizar un producto comercial con ácidos con un pH un poco más ácido de la cuenta, no pasa nada, siempre que no se abuse, porque ha sido formulado y testado para ello.

---

pH y microbioma cutáneo

Y por supuesto no podemos hablar del manto ácido de la piel y no hablar del microbioma de la piel.

¿Qué es un microbioma?
Microbioma es el conjunto de microbios que conviven en un hábitat determinado.

¿Qué función tiene el microbioma cutáneo?
Ayuda a reforzar la función barrera de la piel contra patógenos externos y juega un papel importante en la protección medioambiental y en la funciones inmunológicas.

Patologías de la piel y microbiota
Los cueros cabelludos con caspa presentan un aumento del P. Ovale.

Las pieles con dermatitis atópica presentan *Staphylococcus aureus*, un patógeno que su piel no consigue eliminar.[15]

El *Staphylococcus* predomina en pieles acnéicas.[16]

Bacilus olenonius y el ácaro *D. folliculorum* son protagonistas en pieles con rosácea.[17]

Los microbios no suelen ser el detonante de las patologías, pero sin duda juegan un papel importante.

Marketing

Cuando no dominas un tema todo te parece igual y las marcas que se apuntan a un bombardeo te cuelan la palabrita de moda por doquier, en este caso los probióticos hace años que vienen pisando fuerte.

UN PROBIÓTICO ES UN MICROBIO VIVO QUE ADMINISTRADO DE FORMA CONTROLADA APORTA BENEFICIOS A LA SALUD HUMANA

Si te pones a leer un poco te das cuenta de que nos están intentado vender probióticos cuando en realidad no pueden ser probióticos sino algo parecido. Y si os paráis a pensarlo, parece obvio, ¿cómo van a introducir una bacteria viva en un producto con conservantes y que dura meses? Imposible.

¿A qué se refieren con probióticos?

A extractos y fermentos, derivados de probióticos, digamos que no hay nada vivo en ellos, que pueden tener algún efecto en nuestra flora cutánea.

A DESTACAR:
— *Byfidobacterium longum lysate*, ingrediente que reduce irritación y mejora la hidratación. (18)
— La aplicación tópica de un producto con un 5% de extracto de *Lactobacillus plantarum* reduce eritema, lesiones del acné y refuerza la función barrera de la piel. (19)
Lo cierto es que hay estudios muy interesantes sobre la acción de ingredientes comunes en el microbioma cutáneo, pero es un tema muy complejo y reciente sobre el que aún estamos aprendiendo. [20] [21]

¿Aplicarse bacterias vivas en la piel?

Suena a ciencia ficción tal y como entendemos la cosmética hoy en día, pero si se consiguiesen vender cosméticos frescos fabricados bajo pedido, con una caducidad limitada y unas instrucciones claras de conservación, se podría llevar a cabo. Yo creo que estamos a años luz, pero el tiempo lo dirá.

TIPOS DE PIEL

Tanto en textos científicos como en anuncios de televisión nos hablan de tipos de pieles y de cómo escoger una rutina adecuada según tu tipología. Quiroga Guillot realizó una clasificación basándose en las secreciones que se vierten en la superficie cutánea. Los tipos son los siguientes: piel eudérmica, grasa, alípica, deshidratada, hidratada y mixta.

Personalmente, no termino de estar del todo de acuerdo con el concepto de clasificar una piel, porque una misma piel cambia a lo largo de los años, por supuesto, y a lo largo de los meses o incluso de los días en función del entorno, del clima, del estado de salud y de otros múltiples factores. Pero la realidad es que compramos cosmética y el *marketing* nos la clasifica así que no hablar de tipos de pieles sería negar una de las principales evidencias con las que nos encontramos cuando vamos a comprar un cosmético. Por tanto, teniendo muy presente el *marketing*, no tanto la ciencia, vamos a hablar de tipos de piel.

Según las sensaciones que producen los diferentes tipos de piel, el estado superficial de esta, así como su apariencia, existen cuatro tipos de pieles.

Piel normal

La piel normal no tiene definición propiamente dicha, pero sería un balance correcto entre nivel de hidratación de la piel y nivel de sebo, y que no presentaría ninguno de los problemas mencionados anteriormente. Esto no la exime de necesitar limpieza, hidratación y protección solar, como todas.

Según esta clasificación, casi nadie tendría esta piel, tal vez los niños.

Piel seca

La piel está tirante, menos elástica, tiene una apariencia apagada y a menudo presenta descamaciones e incluso picores.

En este tipo de piel, es importante utilizar limpiadores suaves, huir de la clásica pastilla de jabón natural y aplicar una hidratante que ayude a mantener la hidratación de la piel, mejorar su aspecto y eliminar esa sensación de tirantez tan incómoda.

La mayoría de pieles maduras son secas.

Piel grasa

Se caracteriza por una secreción de grasa excesiva, las glándulas sebáceas producen sebo en exceso. Presenta un aspecto brillante, es untuosa al tacto, la capa de grasa es visible y palpable y puede presentar sensibilidad. También suele presentar poros dilatados en nariz y/o mejillas, así como puntos negros y tendencia acnéica.

En este tipo de pieles es importante hacer hincapié en la limpieza, que ayudará a controlar el exceso de sebo, pero tampoco se debe agredir la piel hasta el punto de deslipidizarla. Se debe usar una hidratante ligera que la proteja de las agresiones externas y la ayude a mantener los poros limpios.

La mayoría de pieles jóvenes son grasas.

Piel mixta

En este tipo de pieles coexisten exceso de sebo en la zona centro-facial, frente y nariz, la llamada zona T, y sequedad y sensibilidad en mejillas. Combina las necesidades de los dos tipos de piel explicados anteriormente.

Hay quien afirma que las pieles mixtas no existen, que es una clasificación absurda. Subjetivamente creo que todos encajamos en el concepto de piel mixta ya que todos tenemos una parte más grasa y otra más seca.

Como veis, dejamos fuera las pieles sensibles, las maduras, las hiperpigmentadas, las deshidratadas... pero la clasificación se extendería demasiado. No me obsesionaría en identificar qué tipo de piel tenemos, incluso, simplificaría el concepto aún más. Simplemente, empezaría usando un producto para piel mixta, si me reseca probaría con productos para pieles secas; en cambio, si lo noto muy pesado, probaría con productos para pieles grasas, sin más.

No obstante, me gustaría destacar dos tipologías de piel que están muy de moda, las pieles mixtas deshidratadas y las sensibles.

Piel mixta deshidratada

Es una terminología que, como ya he dicho, está muy de moda. Hay quien afirma que no existen pieles normales y quien pone el grito en el cielo al escuchar la palabra piel mixta; la realidad es que es el mercado nos bombardea con miles de productos para pieles mixtas, así que en este caso yo prefiero abrazar la idea e intentar traducirla en algo útil.

¿Qué es una piel mixta deshidratada?

La gran mayoría de pieles son mixtas, es decir, tienen la zona T (nariz-frente) más grasa y mejillas más secas. Se puede además tener una piel mixta tirando a grasa si predomina el exceso de sebo y/o imperfecciones varias, o una piel mixta tirando a seca si predomina la tirantez de las mejillas, la incomodidad general o incluso las rojeces.

Cuando hablamos de piel mixta deshidratada podemos estar hablando de:

— Piel mixta-grasa que está deslipidizada, en ese momento no retiene bien el agua y está deshidratada. Tiene la barrera alterada de forma momentánea, debido al cambio de clima o al uso de limpiadores demasiado agresivos.

— Piel mixta-seca que tiene tendencia a la deshidratación, por su tipo de piel. Tiene la barrera de la piel alterada de forma permanente o casi-permanente, su piel es más fina y contiene de forma habitual menos lípidos epidérmicos y también menos sebáceos, su manto hidrolipídico es de peor calidad por decirlo de alguna manera, su piel retiene peor el agua, tiene más fugas.

A UNA PIEL DESHIDRATADA LE FALTA AGUA, PORQUE NO ES CAPAZ DE RETENERLA. EN REALIDAD, LO QUE LE FALTAN SON LÍPIDOS EPIDÉRMICOS

Es muy común sentir algo tirante la piel al inicio del otoño, sentir la piel algo tirante no nos debe confundir a la hora de escoger un producto.

No podemos pasar de utilizar productos para piel grasa a utilizar productos para piel seca directamente porque lo que suele pasar entonces es que utilizamos texturas demasiado untuosas, nuestra piel se ensucia y nos salen granos.

Y entonces, ¿qué pensamos?: que es grasa. ¿Y qué hacemos?: usamos una limpiadora de pieles muy grasas. ¿Y qué pasa?: pues que resecamos la piel, la deslipidizamos, la dejamos sin lípidos epidérmicos y nuestra piel se estresa, y empieza a producir sebo, y entramos en un bucle en el que la piel nos tira, tiene mucha grasa, granitos y descamaciones, todo junto ¿Os suena? Aquí es cuando hablamos de piel deshidratada.

¿Cómo identificarla?

Piel mixta-grasa deshidratada:

— Anteriormente era mixta o grasa (exceso de sebo, tendencia a imperfecciones, puede pasar sin hidratante, sin sensación de tirantez).

— Exceso de sebo en frente-nariz, poros más bien grandes, tendencia a imperfecciones (puntos negros, granitos).

— Tirantez en la piel, especialmente en mejillas y justo después de usar limpiadores jabonosos.

— Zonas con pequeñas descamaciones, cerca de las comisuras de los labios y entrecejo (no confundir con dermatitis, en caso de duda se debe consultar con el dermatólogo).

— Sensación general de estrés en la piel, alguna rojez, más granos de lo habitual, sensación de poros sucios, textura irregular.

Necesita una limpieza efectiva y refrescante que no reseque y una hidratante ligera.

Piel mixta-seca deshidratada

— Anteriormente era mixta-normal o incluso algo seca (necesita usar siempre hidratantes, sensación de tirantez y rojeces).

— Piel finita, los cambios bruscos de temperatura le afectan más, se enrojece con facilidad.

— Sensación de tirantez general.

— Puede usar texturas más ricas o untuosas sin que aparezcan imperfecciones.

— Algo sensibles.

Necesita productos de limpieza más hidratantes que le den confort a su piel e hidratantes que le ayuden a retener la hidratación o bien con humectantes, tipo el hialurónico, o con oclusivos/ semi-oclusivos, como las siliconas, que ayuden a crear una capa que proteja la piel, al menos en climas más extremos.

Ingredientes recomendados para ambos tipos de pieles mixtas
Como ya os he dicho, a una piel deshidratada le faltan principalmente lípidos epidérmicos, así que debéis buscar hidratantes con:
— Ceramidas.
— Colesterol o colesteril sulfato.
— Ácidos grasos libres, ácido linoleico, gamma-linolénico, araquidónico, o en su defecto, aceites ricos en gamma-linolénico como el de borrajas, el de girasol, o el de argán.

Piel sensible

No hablo de pieles con rosácea o con otras patologías que deben sin duda acudir al dermatólogo, hablo de ese término aparentemente «marketiniano», del que cada vez se habla más y sobre el que empiezan a haber estudios científicos que evalúan esta condición.

En 1987, Maibach habló del Síndrome de Intolerancia Cosmética, haciendo referencia a esos pacientes que experimentaban sensaciones de tirantez, picor, incomodidad o incluso ardor en su piel y que no terminaban de encontrar una rutina facial adecuada.[22]

Recientes estudios epidemiológicos hacen pensar que la sensación de piel sensible está cada vez más presente, teniendo una prevalencia del 38,4% en Europa y 44,6% en EE.UU. Lo que está claro es que las marcas ven el filón y no dejan de sacar productos para pieles sensibles.[23]

Hablemos de la piel sensible, cómo identificarla y, sobre todo, cómo encontrar una buena rutina facial que mitigue las rojeces e irritaciones o que, por lo menos, no las empeore.

¿Cómo identificarla?
— Se enrojece e irrita con facilidad, especialmente si la frotáis.
— Es muy finita, la típica piel translúcida que se le marcan venitas y capilares. Los niños y los ancianos también la tienen finita y más sensible.

— Es una piel más permeable y generalmente reactiva, es decir, que los activos pueden penetrarla con mayor facilidad (hasta cierto punto) y puede ser más propensa a reacciones alérgicas a determinados compuestos, generalmente alérgenos de los perfumes, aceites esenciales y algunos conservantes.

— Puede ser mixta o grasa pero, normalmente, se deshidrata con facilidad, precisamente porque es muy fina y suele tener la función barrera de la piel alterada.

Mi piel es sensible y ahora ¿qué?

Por supuesto, si tenéis una piel muy sensible con cuperosis, rosácea o episodios de dermatitis tópica, debéis acudir al dermatólogo, que será el que mejor os oriente. Una piel sensible a nivel cosmético necesita limpieza muy ligera y una gran hidratación.

Consejos generales:

1. Evitar los tensioactivos

Algunos productos de limpieza pueden irritar o enrojecer. Las leches o aceites limpiadores tienen menor % de tensioactivos, por eso funcionan mejor en estas pieles.

También presentan menor tolerancia a los emulsionantes, por eso no terminan de encontrar un producto con el que se encuentren cómodas. Las texturas más adecuadas son los cremigeles o, incluso, los geles que no contienen emulsionantes sino solo gelificantes.

2. ¿Siempre sin perfumes?

Al final del INCI, además del perfume aparecen componentes tales como limonene o citronelol que son algunos de los 81 alérgenos que deben declarar en el INCI si el perfume que utilizan los contiene; pero hay perfumes que no los contienen y en este caso se supone que una piel sensible podría utilizar el producto sin problemas.

3. Comprar envases *airless*

Estos envases encarecen el producto, pero lo conservan mejor, consiguiendo que se pueda reducir la cantidad de conservantes o por lo menos evitar los envases de tarro que necesitan más conservantes.

4. Protectores solares con filtros físicos

Los filtros químicos interaccionan con la piel y pueden penetrar más que los físicos, por ello estas pieles se suelen sentir más confortables con los filtros físicos, también conocidos como minerales o inorgánicos. Los más utilizados son el titanium dioxide o zinc oxide, que no sensibilizan la piel e incluso ayudan a reducir rojeces.

Existen también filtros químicos (también conocidos como orgánicos) diseñados para pieles sensibles, por ejemplo, mexoryl. Son fotoestables y prometen reducir irritación.

En INCI son: mexoryl SX (terephtalylidene dicamphor sulfonic acid) y mexoryl XL (drometrizole trisiloxane).

5. Sin alcohol

No estoy en contra del alcohol siempre que el conjunto de la fórmula sea bueno y/o que cumpla una función útil, como vehiculizar algún principio activo, pero en el caso de las pieles sensibles es mejor utilizar productos sin alcohol.

Y el último consejo, que no os va a gustar, y ya sé yo que no me vais a hacer ni caso: minimizad vuestra rutina, si podéis utilizar solo crema en vez de crema y sérum mejor. El tónico, ¿realmente es necesario o podéis pasar sin él?. Pensad que, si es sensible, cada producto que apliquéis puede contener algún ingrediente que pueda irritarla en mayor o menor medida; no es cuestión de que no os lavéis la cara ni os la hidratéis, pero seamos sinceros, hay cosméticos que son innecesarios, tú lo sabes, yo lo sé, los de *marketing* lo saben y la dependienta que te los vende también lo sabe. Si de verdad tenéis piel sensible intentad usar solo lo que necesitéis.

Y ¿qué necesito? pues por norma general, limpiar, hidratar y proteger del sol y ya está.

Limpieza

Es muy importante utilizar un producto de limpieza que no irrite ni reseque; podéis optar por una leche limpiadora ligera y aclararla con agua o tónico o con un gel limpiador con tensioactivos no iónicos o anfotéricos, que son menos irritantes. Echad un vistazo a las alternativas a los sulfatos para que veáis que hay muchos tensioactivos que apenas irritan la piel.

Hidratantes

Ingredientes clave a buscar:
- Emolientes: ceramidas, urea, aceite de girasol, aceite de argán, aceite de borrajas, omega 6 (ricos en linoleico)...
- Ingredientes que ayuden a retener hidratación: hialurónico, escualeno...
- Calmantes, antiinflamatorios y vasoconstrictores: centella asiática, ruscus aculeatus, aloe vera...

Si no tenéis la piel excesivamente enrojecida ni deshidratada, sino que buscáis una textura que simplemente os convenza, probad con los geles. En INCI: *carbomer, xanthan gum* e *hydroxyethylcellulose.*

La niacinamida es junto a las ceramidas otro ingrediente estrella que puede ayudar a este tipo de pieles, es antioxidante, regula el exceso de sebo y ayuda a combatir las rojeces.

Protectores solares

Es mejor que evitéis los filtros solares químicos y que busquéis un protector con filtros físicos minerales, como el dióxido de titanio.

Exfoliantes

Depende de cuan sensible sea vuestra piel, supuestamente la gluconolactona, mandélico o el ácido láctico pueden exfoliar pieles sensibles. Aquellas pieles que no toleren los ingredientes previamente mencionados pueden probar con los exfoliantes enzimáticos o alguno físico con esferas de jojoba.

Mascarillas

La mayoría de pieles sensibles no toleran la arcilla, la opción más suave es la arcilla rosa, otra opción sería el carbón activado.

Otros

Por supuesto os podéis maquillar, simplemente intentad minimizar el número de productos que utilicéis.

Respecto a tratamientos de imperfecciones localizadas, mejor evitarlos porque la mayoría pecan de abuso de alcohol y otros ingredientes que os pueden irritar. Si queréis usar algo, quizás vuestra mejor opción es una crema con niacinamida o con calamina.

Si os fijáis en las líneas de pieles sensibles, la mayoría cumplen con una, varias o todas las premisas que he mencionado: envases especiales, texturas gel, leches limpiadoras, sin perfumes… Ahora ya sabéis el por qué y siempre es más fácil comprar bien cuando sabes qué estas comprando y por qué.

ENVEJECIMIENTO

Dicen los expertos que hay dos tipos de envejecimiento, el causado por factores intrínsecos —la propia vida desgasta nuestro organismo— y el causado por factores extrínsecos, también conocido por envejecimiento prematuro, causado principalmente por factores medioambientales como las radiaciones UV (sol) o la contaminación (radicales libres).

Cambios en la piel al envejecer

Con el paso de los años la piel pierde elasticidad, se vuelve más fina (epidermis y dermis), la unión dermoepidérmica se aplana y disminuye su actividad metabólica. Sin embargo, el estrato córneo se ve más grueso porque la renovación celular, la exfoliación natural, se ralentiza.

Las pieles fotoenvejecidas presentan un engrosamiento mayor del estrato córneo, una piel más rugosa; además, lidian con una degeneración del colágeno (se pierde colágeno II) y la elastina superior, una dilatación de los vasos vasculares pequeños y un incremento en la pigmentación de la piel (manchas).[24]

La disminución de ceramidas en la piel, el hecho de tener una piel más fina, junto con la disminución de la secreción de sebo, hace que esta se sensibilice y tienda a la deshidratación, le cuesta retener el agua.

Todos estos cambios van a ocurrir porque, pese a que durante décadas el ser humano ha promovido la imagen de la eterna juventud —especialmente en la era en la que vivimos, donde se le da tanta importancia a la imagen—, los signos de la edad forman parte de la vida y en vez de aspirar a eliminarlos, deberíamos aprender a cuidarlos, porque se puede lucir una piel cuidada y luminosa con arrugas —la elasticidad y la producción de colágeno es difícil combatirla con cosméticos—, pero la hidratación superficial no.

LA DISMINUCIÓN DEL COLÁGENO Y LA ELASTINA LLEVA
A LA FLACIDEZ, DESCOLGAMIENTO, APARIENCIA DE ARRUGAS E
INCLUSO VISIBILIZA MÁS EL TAMAÑO DE LOS POROS DE LA NARIZ

Factores extrínsecos

- **Radiación solar**. Más información en el capítulo sobre protección solar.
- **Contaminación**. Más información en el capítulo sobre Polución.
- **Irritantes.** Determinadas marcas recogen un listado de ingredientes a evitar aludiendo a su potencial acción irritante. Debéis recordar que, aunque una fórmula contenga uno o varios ingredientes potencialmente irritantes, no tiene por qué ser irritante, lo importante es el conjunto de la fórmula.

Es cierto que las fórmulas irritantes, producen inflamación, rojeces, picor y acaban favoreciendo un engrosamiento y un envejecimiento prematuro de la piel. Por eso apelo al sentido común siempre, especialmente con productos exfoliantes. Entramos en detalles en el capítulo sobre exfoliación en cuanto a otros posibles irritantes. Siempre es mejor usar productos faciales con menos perfume, a poder ser sin alérgenos, evitar aceites esenciales, utilizar productos de limpieza que limpien, pero no resequen, evitar los tónicos con alcohol y no abusar de sérums con alcohol. Y recordad que hay muchos ingredientes de origen natural altamente irritantes.

Productos antiedad

Los productos clasificados como «antiedad» o para «pieles maduras» son carísimos. Os preguntaréis si su precio está justificado. Os adelanto que en la mayoría de ocasiones no lo está, lo siento.

¿Por qué son más caros?
— Las pieles maduras suelen ser más secas y por lo tanto requieren productos más emolientes, que contienen menos agua, y eso encarece el precio.
— Algunas contienen péptidos y otros activos antiedad que no son precisamente baratos.
— El *target* al que están destinados suele tener un poder adquisitivo más elevado que en el caso de las pieles jóvenes y, por lo tanto, suben el precio (estrategia de *marketing*); además, solemos desconfiar de un producto excesivamente barato, relacionamos el precio con la calidad, aunque os anticipo que no es ninguna garantía.

¿A qué edad hay que empezar a cuidarse?

Una de las dudas más comunes es a partir de qué edad hay que empezar a utilizar tratamientos antiedad o aún más, a partir de qué edad hay que empezar a utilizar hidratante. Os explicaré a qué está expuesta la piel y que cambios se producen en cada rango de edad, aproximadamente y seguro que os ayudará a escoger vuestra rutina.

A partir de los 12-15 años. Adolescencia
La piel presenta un aumento en la actividad de las glándulas sebáceas y sudoríparas, lo que lleva a un aumento en la producción de sebo, hecho que a veces puede promover que aparezcan comedones. Los cambios hormonales pueden llevar al archiconocido acné juvenil.

Se debe limpiar la piel por las noches con agua y jabón. Si la piel presenta acné lo recomendable sería acudir al dermatólogo. Para combatir pequeñas imperfecciones se puede utilizar algún producto específico de forma eventual para tratarlas.

Siempre que la piel se exponga al sol debe utilizarse protector solar, que se debe eliminar por la noche con agua y jabón.

A partir de los 20 años

La piel se expone a las radiaciones solares (protector solar) y a los radicales libres (antioxidantes).

Limpieza diaria, hidratación si la piel la requiere y exfoliación puntual.

Se puede adaptar la rutina en función de las necesidades: las pieles que se maquillan a menudo requerirán productos de limpieza más potentes, las pieles con tendencia a la deshidratación necesitarán hidratantes más emolientes.

Si la limpieza diaria nos deja la piel cómoda, no es necesario utilizar hidratante, aunque es recomendable a medida que avanzamos en la década de los 20, utilizar algún producto que nos aporte antioxidantes y lípidos epidérmicos para no caer en la deshidratación.

A partir de los 30 años

La piel sigue expuesta a radiaciones UV y radicales libres. La producción de colágeno y elastina disminuye, lo que causa las primeras arrugas (se puede utilizar ingredientes que estimulen la producción de colágeno).

La unión dermoepidérmica comienza a aplanarse, empeora la renovación celular, lo que da un aspecto más mate a la piel (exfoliar para mejorar textura).

De los 40 años en adelante

La piel cada vez es más fina, el descenso de ceramidas es notable y se traduce en deshidratación (ceramidas + lípidos epidérmicos) y posible sensibilidad.

La unión dermoepidérmica cada vez es peor, disminuye la elasticidad, la piel está más apagada y aparecen manchas por la edad.

E incluso a partir de los 60, el pH de nuestra piel aumenta, favoreciendo la descompensación de nuestra microbiota y exponiéndola a dermatitis y otras afecciones.[25]

Saber envejecer. Ingredientes que funcionan

Todos vamos a envejecer y bienvenidas sean las arrugas que reflejan nuestros años de vida, pero ¿qué debemos utilizar para envejecer mejor?

Las pautas son sencillas y las repito a lo largo de todo el libro: limpieza, hidratación y protección solar. En el paso de hidratación es importante incluir antioxidantes, aceites ricos en linolénico y linoleico y ceramidas.

Tenéis más información sobre antioxidantes e hidratantes en el capítulo Ingredientes TOP.

No obstante, me gustaría destacar tres antioxidantes estrella con los que no podemos fallar si buscamos un efecto real antiedad.

Vitamina C. Ácido ascórbico y derivados

Resultados: piel más elástica, mejor tono, más luminosa. Mejora la síntesis de colágeno, lo que se transforma en mayor elasticidad y previene arrugas.[26]

Reduce el aspecto de las hiperpigmentaciones de la piel.[27]

Tipos de pieles: El ácido ascórbico solo es apto para pieles resistentes. Las pieles más sensibles pueden probar otros derivados.

Fórmula: la más efectiva es el ascórbico liposomado y/o en combinación con ferúlico o vitamina E. En envase monodosis preferiblemente.

¿Cuándo utilizarlo?: de noche

Vitamina A. Retinol, retinal, retynil palmitate

Resultados: ayuda a disimular el aspecto de las arrugas en la piel, afina la piel, mejora el tono y la textura y estimula la producción de colágeno.

Tipos de pieles: resistentes, irrita y produce descamaciones visibles en la piel.

Fórmula: es un gran antioxidante así que mejor si está encapsulado o liposomado.

¿Cuándo utilizarlo?: siempre de noche y con protección solar a la mañana siguiente.

Niacinamida

Resultados: piel más elástica y con mejor textura. Reduce rojeces y mejora el aspecto general de la piel. En algunos estudios mencionan una reducción de arrugas, no contaría con ello.[28] [29]

Tipos de pieles: apta para todas, muy recomendable en pieles con tendencia a rojeces.

Fórmula: funciona bien en sérum o hidratante. Nunca en envase de tarro.

¿Cuándo utilizarlo?: mañana y/o noche

En el capítulo 4, Aprendiendo a comprar, hablamos de cómo y cuándo introducir estos ingredientes en nuestra rutina facial.

Belleza *flash* y promesas de *marketing*

Hemos mencionado varios ingredientes que son realmente efectivos para frenar o combatir el envejecimiento, sin embargo, en el mercado hay multitud de productos que prometen mejorar el aspecto de nuestro piel, reafirmarla, aportarle luminosidad o borrar marcas, arrugas y líneas de expresión en cuestión de minutos. ¿Es eso posible o solo es otra treta del *marketing* para inducirnos a comprar? Vamos por partes.

Efecto *lifting*/Reafirmar

Son productos que contienen polímeros de alto peso molecular, capaces de formar una capa sobre la piel que da la sensación de tensar la piel o bien con proteínas o polisacáridos que pueden aportar una cierta sensación de efecto tensor a la piel.[30] [31]

¿Funcionan? sí, no son la panacea, pero sí. ¿Es una sensación temporal? por supuesto.

Colágeno

Con la edad disminuye el porcentaje de colágeno presente en nuestra piel y no solo eso, sino la calidad de este, ya que las propias fibras de colágeno presentes en una piel madura a veces están dañadas y no funcionan igual que las presentes en una piel joven.

¿Podemos aplicar un cosmético con colágeno para reponer las fibras que nos faltan o están dañadas en nuestra piel?

Hablemos de tamaño, para que una molécula sea capaz de penetrar debería tener un tamaño como máximo de unos 500 Daltons; el colágeno es muchísimo más grande, es imposible que penetre. Pero aún hay esperanza: también se comercializa el tropocolágeno, que es la unidad básica, que tiene un tamaño mucho menor, de entre 100.000 y 300.000 Daltons. Efectivamente 100.000 Daltons sigue siendo demasiado grande como para penetrar, pero las colagenasas, proteasas específicas que degradan el colágeno, presentes en nuestra piel, pueden degradarlo, trocearlo, disminuir su tamaño, consiguiendo que, con suerte, algunas moléculas puedan llegar a penetrar. De este modo, conseguiremos mejorar la hidratación y la elasticidad de la piel de forma permanente y no solo obtendremos el efecto de hidratación *flash* que he comentado antes.[32]

GENERALMENTE, LAS MOLÉCULAS MAYORES DE 500 DALTONS SON DEMASIADO GRANDES COMO PARA PENETRAR EN LA PIEL. CUANTO MÁS PEQUEÑAS SON MÁS EFECTIVAS PUEDEN SER

Resumiendo: es muy difícil que el colágeno pueda penetrar y ayudar a combatir los signos del envejecimiento de forma permanente, pero sí que puede ofrecernos unos magníficos efectos *flash*, que desaparecen cuando nos lavamos la cara, aunque eso desde luego no es la mejor manera de estimular la producción de colágeno con un cosmético.

Borrar o difuminar marcas, arrugas, poros o cualquier otra imperfección

Borrarlas de forma definitiva no, pero difuminar o disimular las imperfecciones de forma temporal, es bastante sencillo. ¿Cómo?

con siliconas o moléculas suficientemente grandes como para situarse sobre la superficie de la piel y rellenar arrugas y otras marcas.

Más luminosidad

La luminosidad está relacionada con la rugosidad de la superficie, cuanto más lisa esté la piel más luz reflejará, por lo tanto, cualquier producto que alise la superficie, ya sea exfoliando o bien posicionándose sobre ella (siliconas), aportará luminosidad al rostro.

También hay productos que contienen ingredientes que reflejan mejor la luz como la mica o el dióxido de titanio, ingredientes que se incluyen en los *primers* para disimular poros y arrugas, precisamente por esto, porque se deposita sobre las imperfecciones y refleja la luz, son los conocidos como *soft focus*.

La mayoría de *primers a*portan luminosidad, pues hidratan e igualan la superficie de la piel. Como ya hemos visto, el ingrediente estrella para aportar luminosidad es la vitamina C, pero para ello hay que usarla de forma continuada.

Mejorar el aspecto general de la piel

Esto se consigue simplemente hidratando la piel. Ingredientes emolientes e hidratantes hay para dar vender y regalar, pero en este tipo de productos, aparte de siliconas como dimethicone y aceites que hidratan la piel, se incluye ácido hialurónico y colágeno.

Existen varias ampollas monodosis en el mercado de vitamina C y/o proteoglicanos, que funcionan a largo plazo, pueden mejorar considerablemente la apariencia de la piel y exfoliarla, pero no en una sola aplicación.

LA MAYORÍA DE PREBASES/*PRIMERS* TIENEN UN EFECTO CENICIENTA: NO DESAPARECEN AL TOCAR LAS 12, SINO AL LAVAROS LA CARA. SON UNA BUENA OPCIÓN PARA ESOS DÍAS EN LOS QUE QUÉREIS/ NECESITÁIS UN PLUS PARA MEJORAR EL ASPECTO DE VUESTRA PIEL, PERO NO ESPERÉIS MEJORAS A LARGO PLAZO

Soft focus. Efecto piel lista para la cámara

Si hay un ingrediente que debáis buscar en productos de belleza *flash* son los *soft focus*.

Soft focus es el término que se utiliza en cosmética para definir aquellos ingredientes capaces de difuminar o dispersar la luz que refleja nuestra piel, creando una especie de halo alrededor de la misma. El ojo percibe la piel algo emborronada y se fija menos en los detalles, especialmente en los defectos. Es como el efecto *soft focus* que se puede hacer en las cámaras de fotos o el desenfoque (*blur*) en los efectos de edición.

Las partículas se sitúan sobre la superficie de la piel y reflejan toda la luz que incide sobre ellas, en varias direcciones, hacia todas partes; deben difuminar la luz, NO reflejarla en una sola dirección, queremos difusión de la luz.

Es justo lo contrario de lo que se busca cuando quieres que algo brille, una superficie más lisa refleja la luz en una misma dirección.

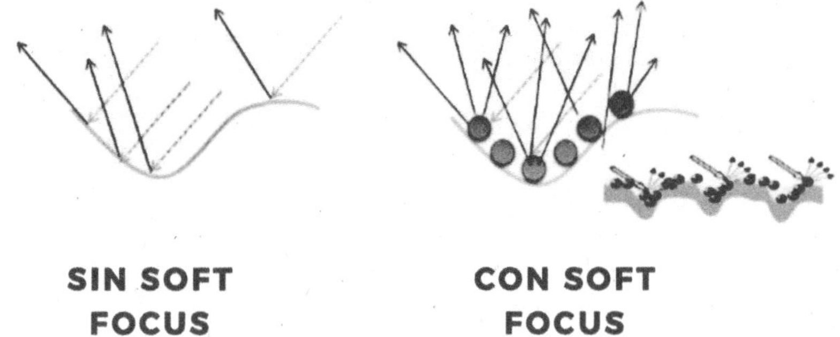

Si observáis, las flechas más claras representarían la luz que incide sobre la piel y las oscuras representan la luz que rebota y se refleja. No he dibujado todas las flechas, solo unas cuantas para que se capte la idea. La imperfección puede ser un poro, una arruga o lo que sea, incluso un granito, en ese caso la curva sería al revés. Si os fijáis en la imagen de la derecha, las flechas van en diferentes direcciones, que es lo que queremos conseguir; que cuando el ojo mire, vea luz en diferentes direcciones y no sea capaz de distinguir tan bien los defectos.

Ingredientes

Qué ingredientes debéis buscar para obtener un efecto soft focus: silica, Silicone elastomer, silicone resin, PMMA (polymethyl methacrylate), dióxido de titanio...

Hay muchas partículas minerales, siliconas o polímeros, especialmente partículas micronizadas (cuanto más pequeñas mejor) esféricas que reflejan la luz y la dispersan creando el deseado efecto *soft focus*.

Claims

Últimamente he visto que utilizan el propio concepto como reclamo *soft focus* pero también podréis encontrar frases como:
— Defectos (arrugas, poros) menos visibles.
— Visiblemente más joven.
— Piel visiblemente más lisa.
— Mejora la apariencia de las arrugas.

Todas estas frases son sinónimos del término *soft focus*, mirad los ingredientes y seguro que encontraréis alguno de los mencionados.

POLUCIÓN

Que la calidad del aire en las grandes ciudades es peor que en el campo, no es ningún secreto y dado que es en ellas donde se concentra gran parte de la población, parece lógico que los cosméticos, que todo lo pueden (o eso intentan hacernos creer), incluyan el *claim* «antipolución».

¿Qué efectos tiene la contaminación o polución sobre la piel?

— Ensucia la piel y los poros. La contaminación ambiental indica que hay suciedad en el aire.
— Aumenta la producción de sebo. Nuestra piel produce sebo para aislarse de los factores externos, para que la polución no entre.
— Aumenta las inflamaciones y las rojeces de la piel. La piel se protege de las partículas que consiguen

traspasarla mediante una respuesta inflamatoria, una
inflamación local frena una posible infección.
— Aumenta potencialmente el envejecimiento cutáneo,
el estrés y el daño oxidativo de la misma.
— Potencia la formación de arrugas y manchas en la
piel.

Las partículas de bajo peso molecular, que son las que pueden
llegar a traspasarla y por lo tanto dañarla, especialmente en una
piel con la función barrera alterada, es más permeable y esto provoca que entren en acción los sistemas inflamatorios y antiinflamatorios de la piel, citoquinas e interleucinas, para intentar combatir esas partículas externas indeseadas.

La polución está relacionada con los radicales libres. En un
ambiente con mayor índice de contaminación ambiental nuestra
piel está expuesta a un mayor número de radicales libres.

El sistema inmunitario de nuestro propio organismo crea radicales libres porque ayudan a combatir infecciones y bacterias,
también se forman cuando respiramos o metabolizamos alimentos. Las radiaciones UV, el tabaco, la contaminación ambiental o
la alimentación, entre otros, también influyen en la formación de
radicales libres.[33]

**EN NUESTRO ORGANISMO SE FORMAN RADICALES LIBRES
QUE AYUDAN AL SISTEMA INMUNITARIO**

La producción fotoquímica es la más común y la que más acelera el envejecimiento de la piel, la luz y el calor conducen a una
escisión térmica de los enlaces, es decir, que las radiaciones UV se-
paran/rompen las moléculas de oxígeno creando radicales libres,
que buscarán electrones para estabilizarse. Cuando no hay moléculas cerca que los cedan, los cogen de donde pueden, los «roban»
de moléculas desestabilizándolas y convirtiéndolas en radicales libres, generándose una reacción en cadena. Estas cadenas de radicales libres dañan la piel y el cabello, debilitándolo y rompiendo
las uniones cruzadas de queratina, lo que comporta una decolo-
ración del cabello. Resumiendo, el sol aclara el pelo, lo reseca y lo
vuelve quebradizo debido a los radicales libres.

Cuando los radicales libres roban electrones de lípidos, proteínas y las otras moléculas que conforman las membranas celulares, dañan el ADN celular e impiden que se cumplan correctamente las funciones de regeneración y reproducción celular. Cuando atacan a las fibras de colágeno, la piel pierde elasticidad y brillo y se arruga.

En definitiva, los radicales libres dañan el ADN celular y, por ende, nuestra piel, el problema es que esta no siempre es capaz de reparar todos los daños, por lo que se deteriora, que es lo que conocemos como envejecer.

Radicales libres y envejecimiento cutáneo

La creación y presencia de radicales libres se relaciona con el envejecimiento cutáneo y con el daño oxidativo de la piel. La teoría relacionada con la reacción de radicales libres-glicación/Maillard, sugiere que los radicales libres, especies reactivas del oxígeno (ROS) y las especies carbonilas reactivas (RCS) que inducen daños en la piel, son las responsables del deterioro y el envejecimiento de esta.

Por otro lado, la glicación de las proteínas mitocondriales también está relacionada con los radicales libres y con el envejecimiento de la piel, aunque no voy a entrar en ese tema, porque es un proceso biológico más complejo.

Vivir implica exponer nuestra piel a factores externos, nuestra piel se va a oxidar, se va a arrugar, va a envejecer, está bien, no pasa nada, no dramaticemos, simplemente la contaminación potencia y acelera todos estos procesos.

¿Cómo combatir la polución?

Nuestra piel ya es una excelente barrera contra la polución y contra cualquier agente externo, es su función, simplemente tenemos que asegurarnos de mantenerla en el mejor estado posible, limpia e hidratada, sin más.

— Limpiar la piel cada noche ayuda a eliminar todas aquellas partículas, bacterias y demás que hayan quedado en superficie.

— Reforzar el cemento intercelular de la piel. Si la piel está en perfecto estado reduciremos la pérdida de agua transepidérmica (mantendremos la hidratación) y no entrará polución (una piel sensible y alterada es más permeable).

— Utilizar una hidratante que forme una capa entre tu piel y el mundo exterior. Ingredientes con capacidad *film-former* o incluso oclusivos en una piel deshidratada. Entramos en detalle sobre ingredientes el capítulo Ingredientes TOP aunque casi cualquier hidratante contiene ingredientes más o menos oclusivos, con mayor o menor capacidad para crear una barrera protectora sobre nuestra piel.

— Usar antioxidantes para combatir los radicales libres: vitamina E (tocopherol o tocopheryl acetate), niacinamida, extractos con fosfolípidos o polifenoles que son antioxidantes.

— ¿Ingredientes détox? Determinados ingredientes, extractos de plantas o frutos con propiedades antipolución, que incluso se utilizan en tratamientos de aguas, como por ejemplo, el carbón activo, pueden aportar un valor añadido a nuestros cosméticos. Ayudan a limpiar la piel y eliminar las partículas de polución que se han posicionado sobre nuestra piel a lo largo del día.

CUANDO DICEN COSMÉTICA *DETOX*, QUIEREN DECIR QUE CONTIENE INGREDIENTES QUE LIMPIAN LA PIEL O SON ANTIOXIDANTES

Por ejemplo, el extracto de loto (*Nelumbo nucifera*) es un buen ingrediente antipolución. La hoja de loto no se suele ensuciar porque, por decirlo de algún modo, repele la suciedad. Hay artículos donde se estudia su eficacia en el tratamiento de aguas o el poder desintoxicante frente a metales pesados, pero no está probado que tenga un efecto real en tratamientos faciales. Mejor gastarse el dinero en un buen protector solar y en un sérum de vitamina C.[34] [35]

Conclusión: el simple hecho de mantener una correcta rutina de limpieza y utilizar una hidratante facial ya ayuda a combatir la polución; si es por el día, siempre debemos utilizar protección solar.

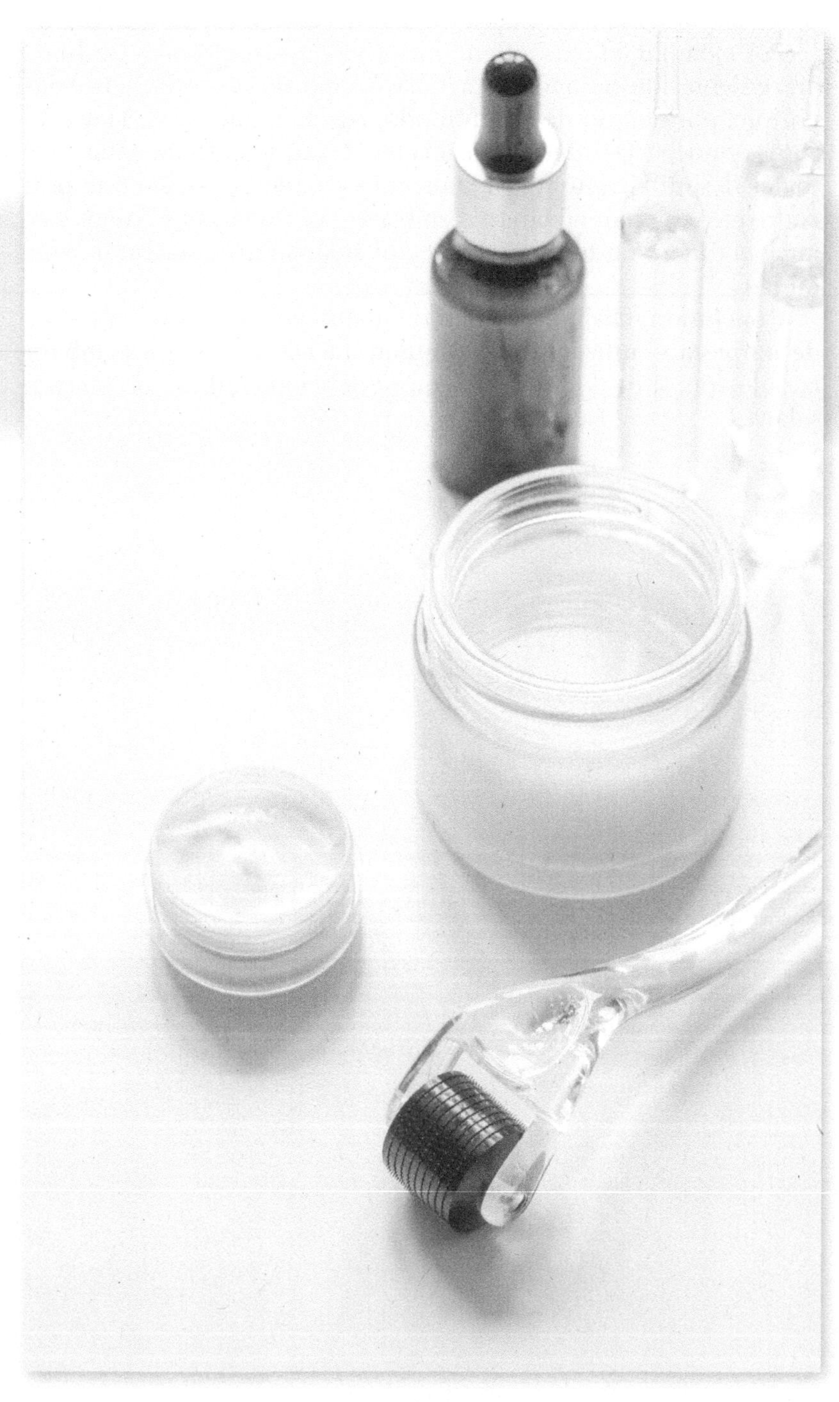

2

RUTINA FACIAL

LIMPIEZA

La limpieza es uno de los pasos fundamentales de cualquier rutina de belleza y es que, si somos capaces de escoger el producto adecuado para nuestra piel y necesidades, nos ahorraremos mucho tiempo, dinero y frustración en los pasos de hidratación y tratamiento.

Tres razones para realizar una limpieza diaria de nuestra piel facial, la piel que junto a la de nuestras manos siempre está en contacto directo con el exterior.

— Para reducir el exceso de sebo y prevenir puntos negros.
— Para eliminar impurezas, especialmente aquellas derivadas de la polución ambiental.
— Porque una piel limpia está preparada para absorber mejor el tratamiento que le apliquemos a continuación.

¿Cuántas veces al día?

La limpieza más importante es la de la noche: eliminas maquillaje, protector solar y restos de sebo, suciedad y polución, y así dejas la piel lista para que durante la noche se repare.

La limpieza matutina será o no necesaria según cada tipo de piel; puede resultar beneficiosa si hemos aplicado algún tratamiento con ácidos por la noche o bien para retinar el posible sebo generado durante estas horas.

En pieles muy grasas o con tendencia acneica, salvo que el dermatólogo indique lo contrario, deberían limpiar su piel dos veces al día. Son varios los estudios que realizan un seguimiento tras una rutina constante con resultados positivos, ayudando a reducir algunos de los síntomas del acné.[32] [33]

Las personas con pieles sensibles o secas pueden perfectamente lavarse el cutis por la noche y por la mañana, usar agua o agua micelar y ya está; su piel no produce un exceso de sebo y pueden pasar con una única limpieza al día, incluso puede que lo agradezcan si la limpieza les produce tirantez.

Después de realizar ejercicio, también es recomendable realizar una limpieza facial pues el sudor puede irritar la piel de algunas personas, especialmente si sudan mucho, ya que no se evapora con rapidez, lo que causa irritación y picores.

¿Por qué utilizar un limpiador?

El agua sola puede eliminar una parte de la suciedad presente en nuestra piel, pero ni el sebo ni la mayoría de agentes contaminantes son solubles en agua; pasa lo mismo con el maquillaje y el protector solar, por lo que necesitamos un ingrediente que sea afín a agua y suciedad por igual para arrastrar la suciedad de nuestra piel y ese ingrediente son los surfactantes.

¿Necesito un cepillo?

Los cepillos rotatorios de limpieza son unos de los *gadgets* de belleza más populares. La acción mecánica potencia el efecto de los tratamientos, tanto del producto de limpieza como de las hidratantes que apliquemos después. Ya sabéis que estas siempre penetran mejor en una piel limpia y sin pieles muertas.

Básicamente, son cepillos rotatorios que consiguen limpiar en profundidad y exfoliar la piel; pueden ser contraproducentes en pieles muy sensibles y efectivos en pieles mixtas-grasas que requieren más exfoliación.

La tecnología sónica de algunos cepilllos, como el archiconocido Clarisonic, supuestamente potencia la limpieza por ultrasonidos y promete desincrustar mejor los poros.

Aunque son un *gadget* interesante y útil, podemos conseguir un efecto similar con exfoliantes convencionales o incluso con muselinas o paños de tela. Las pieles sensibles no deberían utilizarlos y tampoco debería abusarse de su uso. La limpieza manual es mucho más suave con nuestra piel y más adecuada para el día a día.

Resumiendo: no son necesarios y no debe abusarse de su uso.

¿Cómo funciona un limpiador?

Todos los limpiadores contienen surfactantes o tensioactivos, que son moléculas anfifílicas, es decir, moléculas con afinidad por las grasas y por el agua. Unos tienen más afinidad por la grasa y decimos que tienen una detergencia mayor (sulfatos, por ejemplo) y otros tienen menos afinidad y presentan menor detergencia. Cuanto mayor es la detergencia, mayores son las probabilidades de que resequen o irriten la piel, pero para eso están los formuladores cosméticos, que deben obtener una fórmula compensada que limpie sin resecar.

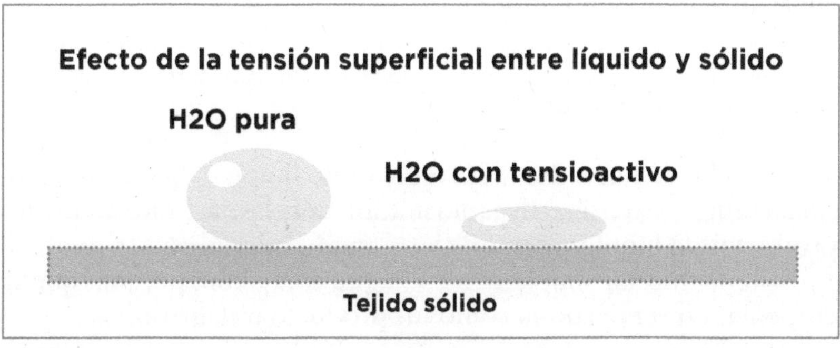

Pero cómo consiguen eliminar la grasa, fácil. Primero consiguen, gracias a sus propiedades humectantes, mojar la piel, pues disminuyen la tensión superficial de agua.

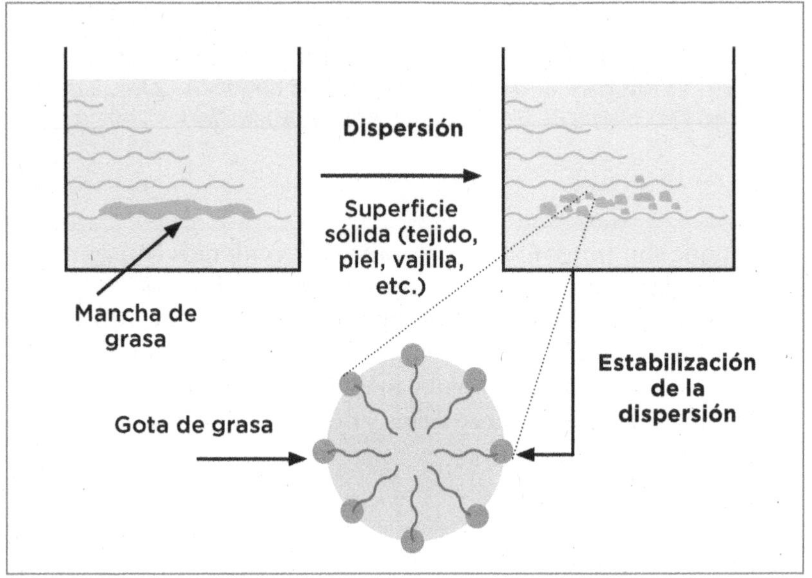

Al disminuir esta tensión consiguen orientarse y rodear las moléculas de grasa, dividen la grasa y la rodean formando bolitas de grasa y detergente, conocidas como micelas.

Una vez han formado estas micelas, ya han dividido la grasa y la han arrancado de nuestra piel, simplemente aclarando con agua conseguiremos eliminar la suciedad.

Micelas y agua micelar

Como ya he dicho, todos los productos de limpieza que contengan surfactantes o tensioactivos formarán micelas, así que todos los productos de limpieza son en cierto modo micelares.

El agua micelar simplemente es agua con jabón, por más que se empeñen en vendérnosla como un producto milagroso.

Lo más particular del agua micelar es que se ha formulado para alcanzar la Concentración Micelar Crítica, una solución saturada que forma micelas de manera espontánea; lo que consigue es que, con tensioactivos con menor poder detergente, es decir menos irritantes, tener mayor poder detergente.

Esto es la teoría, la realidad es que nos venden casi cualquier cosa como agua micelar. Lo que es seguro es que las aguas micelares son completamente líquidas, con una viscosidad similar al agua, y que suele contener glicoles y otros solventes que ayudan a deshacer el maquillaje.

Los surfactantes que lleva son muy suaves y no suelen resecar la piel, además, al utilizarla con un disco desmaquillante o muselina realizamos una acción mecánica que también ayuda a desmaquillar.

Limpieza con aceite

Las moléculas iguales se atraen entre sí, al agua le gusta el agua y al aceite le gusta el aceite. Así que sí, se puede eliminar el sebo y el maquillaje con aceite. Los productos de limpieza oleosos son muy útiles para desmaquillar, puesto que el maquillaje está compuesto generalmente por fase grasa y polímeros que generan una capa y se adhieren a la piel. Realizando un masaje con aceite sobre el cutis, conseguimos eliminar impurezas y desmaquillar hasta los maquillajes más resistentes y *waterproof*, este básicamente disuelve la suciedad y el maquillaje. Después debemos retirar el aceite con agua templada, preferiblemente con ayuda de una toalla, muselina, algodón o similar. El problema es que usando solo aceite siempre quedarán restos de suciedad y aceite en nuestra piel, por eso los aceites desmaquillantes incluyen surfactantes para ayudar a retirar esos restos de nuestra piel.

Si queréis realizar una limpieza con aceite, podéis ayudaros a retirarlo con agua micelar.

¿Debe un jabón hacer espuma?

No, no es necesario, aquí van cinco ideas equivocadas sobre la espuma:
1. La espuma reseca la piel.
2. La espuma modifica el pH de la piel.
3. Si no hace espuma, no limpia.
4. Si hace espuma lleva sulfatos /si no la hace es un producto natural.
5. La cantidad de espuma depende únicamente de la composición del gel o champú.

La espuma es una dispersión en la que la fase dispersa es un gas y la continua un líquido, es decir, se disuelve aire en el gel limpiador o champú. Eso es la espuma, aire, ni más ni menos, de hecho, las esponjas lo que hacen es añadir aire, por eso hacen más espuma.

Por supuesto que un jabón haga espuma no implica ni que modifique el pH de la piel, ni que la reseque; el pH se modificará con cualquier limpiador jabonoso, haga o no espuma, y si el jabón reseca la piel es porque la fórmula no incluye suficientes agentes hidratantes o porque la detergencia que ofrece es mayor que la que nuestra piel necesita.

Si bien la espuma colabora en el proceso de limpieza, arrastrando parte de las micelas de grasa-detergente, prácticamente no influye en la detergencia total del producto, es más bien una percepción nuestra. De hecho, se añade para darle un plus de sensorialidad al cosmético, porque es más agradable usar un gel espumoso que uno que no lo es, pero no limpia mejor ni peor.

Los surfactantes aniónicos, como los sulfatos SLS o SLES, producen más espuma que otros, pero no son los únicos que producen espuma. Algunos co-surfactantes, como cocamide propyl betaine, también producen mucha espuma, sin ser un sulfato, así que no es garantía. Los jabones naturales, que son surfactantes aniónicos, también hacen espuma.

La cantidad de espuma que se forma depende en gran medida de la calidad del agua: cuanto más dura sea (mayo cantidad de cal) menos espuma hará; y de la suciedad presente en nuestra piel o cabello, cuanto más sucio esté el pelo, menos espuma hará el champú.

HIDRATACIÓN

La capa exterior de la piel, el estrato córneo, está formado por lípidos y células muertas, los corneocitos. Su función es proteger la piel de las agresiones externas y evitar que esta se deshidrate.

La piel pierde agua a lo largo del día, se evapora, sin embargo, la clave está en evitar que esta pérdida de agua sea excesiva y aquí es donde entra en juego la capa lipídica de la piel.

Es estrato córneo contiene queratina y otros componentes hidrófilos, como la urca, que aportan hidratación, retienen el agua en la piel y, por ende, evitan que esta se deshidrate. Son lo que se conoce como factores hidratantes naturales. Recordad que hidrófilos significa que se llevan bien con el agua, la atraen y por eso mismo retienen el agua.

Manteniendo esta barrera conseguimos tener una piel hidratada; y la hidratación de la piel no solo es un factor estético o sensorial. Una piel hidratada ofrece mejor aspecto sí, pero también presenta mejores propiedades mecánicas (cómo duele sonreír con los labios cortados) y favorece los procesos de renovación celular. El problema es que muchas veces debido a factores externos, climas extremos, a no beber suficiente agua, a problemas de salud, a tener una rutina facial incorrecta o a muchos otros factores, nuestra piel está o es más seca de lo normal y necesita que la ayudemos a mantenerse hidratada.

Porque una piel deshidratada necesita agua, no grasas. Los lípidos, los aceites y compañía son los que ayudan a que la piel no se deshidrate, creando una capa protectora que retiene el agua dentro.

Emoliente-oclusivo-humectante

Cuando hablamos de ingredientes hidratantes metemos en el mismo saco las palabras, hidratante, emoliente, humectante y oclusivo que, aunque parecidas, no son exactamente lo mismo.

— HIDRATANTE: es una emulsión de agua y fase grasa. Dentro de la fase grasa podemos encontrar aceites, siliconas o ésteres emolientes que restauran o aporta hidratación a la piel.

— OCLUSIVO: crea una capa protectora física sobre la piel que impide que el agua se evapore. Ejemplos: dimeticona, cera de abejas, manteca de cacao, manteca de karité… casi todos los aceites vegetales son parcialmente oclusivos.

EMOLIENTE: suaviza, calma, aporta cierta oclusividad y flexibilidad y mejora el aspecto de la piel. Algunos compuestos emolientes también alisan la superficie de la piel, hinchando los corneocitos individuales, consiguiendo difuminar pequeñas arrugas. Generalmente son aceites, pero también hay compuestos como los ésteres alquílicos, el sorbitol o incluso las siliconas, que también mejoran el aspecto de la piel.

HUMECTANTE: son higroscópicas, es decir, atraen la humedad/vapor de agua del ambiente. Son capaces de retener el agua en la piel, evitando que esta se deshidrate. Las formulaciones contienen humectantes para conservar el producto. Como ya he dicho, una hidratante es una emulsión de agua y aceite, y se debe evitar que el agua que contiene se evapore, pero también ayudan a que la piel conserve su hidratación.

Ejemplos: glicerina, urea, ácido hialurónico, colágeno.

¿Qué ingredientes son los adecuados para mi piel?

Así pues, simplificando mucho, podríamos decir que las hidratantes llevan ingredientes que ayudan a retener el agua (solo hidratan) y otros ingredientes que también consiguen nutrir la piel porque hidratan de forma permanente porque restauran o ayudan a los lípidos presentes en la piel.

Hablemos de lípidos, porque para escoger la hidratante que necesitamos primero hay que entender la piel.

Lo ideal es que una hidratante combine elementos oclusivos, emolientes y humectantes, para que cree una capa que proteja la piel, retenga la humedad y mejore su aspecto sin dejar una sensación pringosa o de pesadez.

UNA HIDRATANTE COMPLETA DEBE COMBINAR INGREDIENTES OCLUSIVOS, EMOLIENTES Y HUMECTANTES

En la piel hay dos tipos de lípidos:

LÍPIDOS EPIDÉRMICOS: mejoran la hidratación de la piel, crean un efecto barrera y participan en el proceso descamativo de la piel, es decir, ayudan a la renovación celular, a la exfoliación natural de la piel.

Son los buenos de la película, nos interesa que nuestras hidratantes los contengan porque hidratan y nutren la piel de forma permanente. Por decirlo de alguna forma, los publicistas dirían «en profundidad», pero ese término me parece algo confuso.

Ingredientes: esfingolípidos, ácidos grasos libres y derivados del colesterol. Ceramidas, colesterol, colesteril sulfato, ácidos grasos libres (ácido linoleico, gamma-linolénico, araquidónico). Por eso, últimamente no dejo de comentar que los aceites como el de girasol o borrajas (ricos en gamma-linolénico) hidratan tan bien.

¿Qué pieles los necesitan?: todas, pero hay que buscar texturas y fórmulas adecuadas para cada una.

LÍPIDOS SEBÁCEOS: no intervienen en la hidratación cutánea. En pieles mixtas y grasas molestan si hay un exceso de sebo, pero en pieles normales-secas o deshidratadas pueden ayudar a dar sensación de confort.
Ingredientes: triglicéridos, ceras y escualeno.
¿Qué pieles los necesitan?: las pieles secas o sensibles deshidratadas pueden beneficiarse de ingredientes como el escualeno. Las pieles con exceso de sebo (mixtas o grasas) deben evitarlos en sus hidratantes.

LAS PIELES GRASAS SUELEN TENER UN EXCESO DE LÍPIDOS SEBÁCEOS, PERO LES PUEDEN FALTAR EPIDÉRMICOS SI ESTÁN DESHIDRATADAS

Lípidos	Sebo (%)	Lípidos epidérmicos (%)
Glicéridos (+ácidos grasos libres)	57,5	65
Ésteres de cera	26	NA
Escualeno	12	NA
Ésteres de colesterol	3	15
Colesterol	1,5	20

Ingredientes que ayudan a retener la hidratación

Son aquellos ingredientes oclusivos o humectantes que básicamente se sitúan sobre la piel y ayudan a retener el agua mientras están ahí, aunque es una hidratación temporal.

Ingredientes: colágeno, ácido hialurónico, petrolatum, dimethicone...

¿Qué pieles los necesitan?: Las pieles sensibles, secas o deshidratadas son las que más se benefician de estos ingredientes.

Falsa hidratación

Es una creencia bastante extendida la de pensar que ciertos ingredientes nos aportan solo una hidratación superficial y temporal, lo que sería una falsa hidratación. Seguro que sabéis de lo que hablo. Por ejemplo, el típico bálsamo labial que en cuanto se va deja los labios igual de secos que estaban antes.

¿Qué ingredientes son los culpables?
Normalmente, se les echa la culpa a ingredientes derivados del petróleo y a las siliconas, pero ¿son realmente culpables de este fenómeno? La hidratación temporal nos la aportan los ingredientes humectante y oclusivos que no necesariamente son siliconas o derivados del petróleo; también pueden ser ingredientes de origen natural, por ejemplo, la glicerina o algún aceite.

¿Hidratar o nutrir?
Existen ingredientes que hidratan de forma temporal y otros que ayudan a mejorar la hidratación de la piel a largo plazo.

Los ingredientes humectantes y oclusivos van a darle a la piel una hidratación *flash*, instantánea y van a evitar que la piel se deshidrate. Son ingredientes útiles y necesarios en una crema hidratante y no nos van a deshidratar la piel, todo lo contrario. Sin embargo, una piel deshidratada, por ser sensible, por estar sometida a algún tipo de tratamiento o por utilizar una rutina de limpieza inadecuada, va a necesitar algo más, concretamente lípidos epidérmicos.

¿Puede una hidratante deshidratar la piel?
Compliado, una hidratante sirve principalmente para hidratar la piel, como consumidor si me pongo crema para mantener la piel hidratada y resulta que la propia hidratante ayuda a que se me deshidrate; no volvería a comprar el producto y la marca perdería ventas. Creedme, el formulador ya se encargará de que eso no ocurra.

¿Cómo es posible que una crema deshidrate la piel?, os estaréis preguntando. Pues una de las pocas formas en que podría ocurrir es con una fórmula con demasiados ingredientes humectantes y sin oclusivos. Los humectantes al ser muy higroscópicos, atraen el agua de donde pueden, es decir, de lo que tengan más cerca: humedad ambiental y nuestra propia piel, las capas inferiores dermis e hipodermis pueden ceder agua... En un clima con una humedad ambiental normal o alta, no hay ningún tipo de problema, pero si el clima es muy seco, la piel necesitará más hidratación y cabe la posibilidad de que los humectantes acaben cogiendo el agua de las capas inferiores de la propia piel, lo que en definitiva la deshidrataría.

Además, a las cremas hidratantes que hay en el mercado se les realizan pruebas de eficacia en las que se testa cuán hidratante es la crema al cabo de un determinado tiempo, por lo que si realmente la hidratación de la piel disminuyera, se reformularía el producto.

Los humectantes son capaces de atraer agua de la atmósfera (si la humedad ambiental es superior al 80%) y de las capas inferiores de la piel. Aunque los humectantes pueden absorber agua del ambiente para ayudar a hidratar la piel, en condiciones de baja humedad ambiental, pueden coger agua de las capas inferiores de la piel, resecándola. Por eso funcionan mejor con oclusivos, especialmente cuando la función barrera está alterada.[34] [35]

Para que una hidratante deshidratara la piel debería contener un alto porcentaje de humectante (a partir de un 15%) y no llevar ningún ingrediente oclusivo o parcialmente oclusivo y la humedad ambiental debería ser muy baja, por eso los formualdores siempre combinan diferentes ingredientes y comprueban la hidratación de la fórmula resultante.

¿Quién es el culpable de la falsa hidratación?

Retomando el tema de la falsa hidratación y de ese producto que te compras, que lo pruebas y sientes que no te termina de convencer, al cabo de unas horas vuelves a notar la piel tirante, tienes incluso que reaplicarlo a lo largo del día e inevitablemente piensas que has hecho una mala compra.

Yo creo que, en ese caso, realmente no se produce una falsa hidratación, sino que es un fallo de concepto. Nuestras expectativas no coinciden con las prestaciones que el cosmético en concreto nos ofrece. ¿Por qué? pues porque hemos escogido mal, no era el adecuado para nuestra piel, o no cubre nuestras necesidades;

quizás hemos comprado un producto muy oclusivo (al principio es untuoso y nos da confort) pero lo que necesitamos es algo que además de ser oclusivo nos nutra o quizás necesitamos algo más emoliente; hemos comprado algo con una textura muy ligera y necesitamos algo más.

Conclusión: si os ponéis una hidratante y a las dos horas de reloj notáis la piel tirante y reseca, plantearos que quizás necesitáis una crema más emoliente y que además es posible que vuestra piel esté deshidratada y necesitéis una crema con lípidos epidérmicos.

¿Las pieles grasas también necesitan hidratar la piel?

Como norma general sí, es posible que una piel joven, que no utiliza maquillaje y que se limpia con un producto de limpieza que no reseque no lo necesite, sin embargo, aquellas pieles que se maquillan con regularidad y por lo tanto suelen utilizar productos de limpieza más agresivos, seguramente necesiten una hidratante a continuación. Aquí van cinco motivos por los que una piel grasa podría beneficiarse al usar una hidratante:

1. **Para combatir la polución.**

   La polución ensucia los poros y aumenta la producción de sebo. Utilizar una hidratante crea una especie de barrera protectora.

   Ingredientes: ninguno en concreto, una hidratante con semioclusivos (aceites, siliconas, polímeros...) ya crea esa barrera sobre la piel.

2. **Para matificar la piel.**

   Sí, una hidratante puede ayudarte a controlar el exceso de sebo.

   Ingredientes que matifican al instante: nylon, caolín (kaolin), silicas, PMMA... No hay que abusar pues pueden resecar. Son los que suelen contener los polvos matificantes de acabado, en este caso funcionan correctamente porque absorben el exceso de fase grasa de la prebase y base de maquillaje, aportando un acabado más ligero en la piel.

Ingredientes que ayudan a regular el exceso de sebo si se utilizan de forma continuada: niacinamida, té verde (debido a sus polifenoles puede ayudar), ácido salicílico, retinoides.[36]

3. Para combatir imperfecciones.

Existen hidratantes faciales con activos específicos para combatir granos, espinillas, puntos negros y rojeces.

Ingredientes: ácido salicílico, ácido glicólico (para renovar la piel), bisabolol (baja inflamación), niacinamida, tomillo o árbol del té (antimicrobianos)...

4. Para que no se deshidrate.

Hay que hidratarse la piel para que esta no se deshidrate, redundante, lo sé, pero muchas pieles grasas están deshidratadas. Lo ideal es utilizar una rutina de limpieza adecuada y una hidratante muy ligera, pero con lípidos epidérmicos.

Ingredientes (lípidos epidérmicos): ceramidas, colesterol, aceites ricos en linoleico como el de argán, el de girasol o el de borrajas.

5. Para protegerse del sol.

La última pero no menos importante: todas las pieles deben protegerse del sol.

¿Hidrata mejor un aceite que una crema?

Es difícil contestar a esta pregunta porque hay tantos tipos de cremas, pero tantos, tantos... En general no, una crema siempre va a poder adaptarse mejor a nuestras necesidades. Pensad que una crema contiene aceites, por lo tanto, nos ofrece las ventajas de usar aceites, pero se formula con otros activos, extractos o lípidos epidérmicos, que son fantásticos para la piel y además se formula pensando en que estos activos penetren en la piel y con texturas ligeras o más ricas, adecuadas para todos los tipos de pieles.

Por ejemplo, hay aceites que son comedogénicos y en cambio podemos usar una crema con ese aceite que no sea comedogénica. Al aceite le cuesta absorberse; es cierto que hay aceites secos, con absorción más rápida, pero una crema ya incluye el aceite dividido en gotitas para que nuestra piel lo acepte mejor.

¿Cómo aplicar un aceite?

Siempre con la piel ligeramente humedecida, justo después de la limpieza o de una buena ducha. ¿Recordáis el famoso anuncio de Johnson & Johnson en el que decían «aplícate tu aceite en cuanto salgas de la ducha, con la piel aún húmeda»?

¿Por qué es mejor aplicar el aceite sobre la piel mojada que sobre la piel seca?

Es muy sencillo: las hidratantes, corporales o faciales suelen llevar agua y emulsionantes; son una emulsión y se absorben con mayor facilidad que un aceite, ya sea sintético o natural. Estos muchas veces dejan una sensación grasienta en la piel, porque tardan en absorberse; algunos se absorben con mayor facilidad que otros. Aquí es donde entra en juego el agua: una emulsión es una fase líquida, dispersa en otra fase líquida. En este caso vamos a formar una emulsión de agua y aceite. Muchos diréis: «ah, pero el aceite y el agua no se mezclan bien», y tendréis razón, no se llevan bien solos, pero si les ayudas pueden formar una emulsión. Queremos que el aceite se disperse en agua, separar las partículas de aceite, dividirlas y repartirlas en agua, hasta que no se vean dos fases. ¿Cómo conseguimos esto? con un emulsionante, sí, por ejemplo, añadiendo un tensioactivo, pero también con la fricción. echad un chorrito de aceite en un vaso de agua y removed con una cucharilla, crearéis una emulsión, no se mantiene, porque es inestable, temporal, pero es una emulsión. Si le añadimos un estabilizante, se mantendría. ¿Y en la piel? pues lo mismo, tenemos el agua sobre la piel, añadimos aceite y nosotros frotando. *Et voilà!* creamos una emulsión, conseguimos que el aceite se separe y que así penetre mejor, fácil y para toda la familia.

Además, los aceites pueden funcionar como un oclusivo, creando una capa protectora sobre la piel. Si esta está previamente humedecida, favorecerá la hidratación de esta y evitará que se evapore la humedad y se deshidrate.

¿Qué es un aceite seco?

Son un tipo de aceites o preparaciones a base de aceites que se absorben rápidamente, dejando una sensación muy ligera en la piel, evitando que esta se quede pegajosa.

¿Por qué se absorben rápidamente?

Debido a su composición, contienen aceites y compuestos astringentes. Compuestos como la manteca de mango o el aceite de uva, ricos en taninos, el aceite de macadamia, el de avellanas o ésteres de cadena corta como el isopropyl palmitate, que son emolientes astringentes, entre otros cumplen con esa definición. Los taninos contraen la piel, los ésteres reducen la sensación grasienta consiguiendo que la fórmula se absorba mejor. También es común incluir siliconas volátiles que ayudan a que el producto sea ligero.

¿Hidratan menos que el resto de aceites?

No, en principio un aceite seco no tiene porqué hidratar menos, habrá de todo claro, dependerá del producto en concreto. Dejando a un lado que suelen llevar ingredientes emolientes no astringentes, que aportan hidratación, los compuestos astringentes no tienen por qué hidratar menos. Por ejemplo, la manteca de mango contiene ácidos grasos por lo que es muy emoliente. Sin duda, la sensación que dejan en la piel es diferente, no dejan esa capa aceitosa tras su aplicación. La piel está «seca», por eso tendemos a pensar que hidratarán menos, pero no es así, simplemente es una cuestión sensorial.

Incluir compuestos con propiedades astringentes es muy común en diferentes preparaciones hidratantes, tanto mantecas como hidratantes fluidas, especialmente en productos faciales donde el consumidor busca texturas ligeras y que se absorban con rapidez.

¿El aceite de coco es tan maravilloso como dicen?

El aceite de coco es maravilloso en tratamientos capilares, como mascarilla prelavado, no hay otro igual, pero para hidratar la piel no es el mejor aceite.

¿Por qué no usar aceite de coco como aceite facial?

El aceite de coco, al igual que su manteca, es comedogénico (tapona los poros) y aunque algunas pieles secas podrían usarlo sin problemas, no es el más adecuado para pieles mixtas-grasas o con tendencias acnéicas. Si bien no habría ningún problema en utilizar una hidratante facial con aceite de coco, ya que la comedogenicidad del conjunto de la fórmula cambia y podría ser muy baja.

EXFOLIACIÓN

La piel se renueva de forma natural mediante el proceso de queratinización o cornificación. En la parte más profunda de la epidermis se generan nuevas células y las existentes migran hacia arriba, convirtiéndose así las últimas capas en células muertas. Estas células muertas se eliminan progresivamente mediante un proceso de descamación.

Si recordáis, cuando hemos hablado de las partes en las que se divide la piel, hemos mencionado que la epidermis está compuesta por cinco capas, siendo el estrato córneo la más superficial de ellas.

Esta descamación se puede acelerar con el uso de productos exfoliantes, pues la eliminación de células muertas ayuda a combatir el acné, a prevenir la formación de células cancerígenas y mejorar el aspecto de nuestra piel. Una piel rugosa, por ejemplo, es menos luminosa, e incluso potencia la regeneración celular.

Los exfoliantes suelen clasificarse en dos grupos físicos y químicos.

¿Exfoliantes químicos o físicos?

¿Cuál es mejor? Aunque dependerá de cada piel y caso particular, los exfoliantes químicos presentan mejores ventajas. Los físicos solo ayudan a eliminar las células muertas e incluso pueden irritar y arañar la piel, aunque los resultados son notables al instante. En cambio los químicos, pueden combatir signos del envejecimiento, pequeñas arrugas, marcas, el acné, estimular la producción de colágeno y algunos son antioxidantes y mejoran la síntesis de ceramidas y la humectación de la piel.

No se debe abusar de los exfoliantes químicos, algunos fotosensibilizan la piel, y además las pieles sensibles no los toleran bien, pues irritan y enrojecen la piel.

NUNCA SE DEBEN UTILIZAR EXFOLIANTES FÍSICOS Y QUÍMICOS A LA VEZ

Lo importante es escoger un producto adecuado para nuestra piel y necesidades. Y no sobreexfoliar la piel, queremos ayudarla a regenerarse no dejarla desprotegida.

Exfoliantes físicos

Son aquellos exfoliantes que contienen partículas más o menos visibles que eliminan las células muertas por fricción, es decir frotando.

¿Sal o azúcar?
Tanto la sal como el azúcar son cristales de diferentes tamaños, con aristas (no son esféricos) que exfolian la piel de forma muy parecida. La sal presenta el inconveniente de que puede causar escozor o picor en algún granito o herida y, por supuesto, después de la depilación.

Microplásticos
Esferas o microesferas de estireno, polietileno y otros plásticos exfolian, pero no arañan la piel por su forma esférica, pero a nivel

medioambiental son un problema, puesto que al ser insolubles en agua, acaban contaminando los mares y afectando al ecosistema. El planeta es de todos y hay que cuidarlo, así que existiendo otras alternativas, ¿por qué producir exfoliantes con micro plásticos?

Otros derivados

Aparte del azúcar y la sal, que son los más conocidos, existen otras partículas biodegradables como semillas molidas, esferas de jojoba o bambú, entre otras.

Hidrogenando aceite de jojoba u otros aceites, se obtienen una esferas que exfolian la piel sin arañarla ni irritarla. Es una buena opción para pieles normales o secas.

EXFOLIANTES FÍSICOS

VENTAJAS
Puedes controlar el nivel de exfoliación frotando
más o menos.
Perfectos para los amantes de los productos naturales.
Pueden incluirse las partículas exfoliantes en jabones o
mantecas, adaptando el producto a diferentes tipos de pieles.

INCONVENIENTES
Las partículas desiguales de sal o azúcar pueden arañar la piel.
La exfoliación es muy superficial y desigual.

Abrasión/ Microdermoabrasión

La forma de exfoliar es parecida, sigue siendo por fricción, pero en este caso las partículas son mucho más pequeñas, incluso en formato polvo y son abrasivas. Es como si lijaran la superficie, pero no debéis preocuparos porque no tienen por qué irritarla ni mucho menos dañarla; de hecho, en pieles sensibles, es más recomendable usar harinas, arcillas, arena, cristales de sílice, avena o arroz molido, todos abrasivos, a utilizar sal o azúcar.

El dermatólogo puede realizar tratamientos de microdermoabrasión mucho más eficaces, rociando con un *spray* millones de pequeños cristales. Uno de los más populares es utilizar cristales de óxido de titanio, por su baja irritabilidad.

Exfoliantes químicos

Los exfoliantes químicos disuelven las capas superficiales de la piel, bueno, técnicamente lo que disuelven es el cemento intracelular, formado por lípidos, que mantiene unidas las células muertas facilitando la descamación de la piel.

Los *peelings* químicos pueden ser superficiales, los cuales penetran solo en la epidermis, medios, que penetran hasta la dermis superior (papilar, o profundos, que pueden llegar hasta la dermis reticular.

Los productos que se comercializan son *peelings* superficiales, los otros dos los realiza un dermatólogo o un cirujano plástico, pues, aunque son más efectivos eliminando manchas y marcas, suelen irritar la piel y es necesario que un profesional os oriente sobre el tipo de ácido más adecuado para vuestro caso y que controle el proceso.

LOS *PEELINGS* ESTIMULAN LA REGENERACIÓN CELULAR Y LA PRODUCCIÓN DE COLÁGENO

Existen diferentes exfoliantes químicos, los más conocidos son los ácidos, pero hay otras alternativas como la urea o los retinoides (su principal función no es exfoliar, pero como consecuencia renuevan la piel).

Alfa y Beta-Hidroxiácidos (AHA y BHA)

Se comercializan productos con glicólico y/o ácido láctico, capaces de eliminar las capas superficiales de la piel, rejuvenecerla y mejorar su aspecto general. También mejoran la función barrera de la piel y la síntesis de ceramidas.[37]

El ácido salicílico ayuda a renovar la piel y a mantenerla limpia, pero en las concentraciones que se comercializa (<3%) no se puede decir que exfolie; y el ácido cítrico se incluye en muchas fórmulas, en porcentaje muy bajos para acidificar el producto acabado, así que normalmente tampoco se suele tener presente.

Reciben el nombre en función de la posición del grupo carboxilo (alfa o beta):

— AHA: glicólico, láctico, málico, mandélico, tartárico... El glicólico exfolia mucho, pero puede irritar y fotosensibilizar la piel. Se debe empezar con porcentajes inferiores al 6% e ir aumentando. Combate acné y signos del envejecimiento. El mandélico es apto para pieles que no toleran bien los ácidos; exfolia sutilmente sin enrojecer o irritar la piel, puesto que tiene casi el doble de tamaño que el glicólico.

— BHA: salicílico, cítrico... El salicílico exfolia menos, ayuda a renovar la piel, limpia los poros, es antiinflamatorio y combate el acné; puede irritar la piel pero no fotosensibilizarla.

Polihidroxiácidos (PHA)

Los PHAs son un tipo especial de AHAs, capaces de regular la queratinización y exfoliar el estrato córneo. Al tener un tamaño mayor son menos irritantes que los AHA y además son humectantes, por lo que mejoran la hidratación de la piel.

Los más utilizados son la gluconolactona o el ácido lactobiónico. Se indican para exfoliar pieles secas o más sensibles y tienen propiedades antioxidantes.

Lipohidroxiácidos (LHA)

Antiinflamatorios y antibacterianos, ayudan a reducir los comedones y a combatir el acné. Penetran en la piel más lentamente que el salicílico, lo que significa que con un porcentaje relativamente bajo de ácido, se exfolia la piel con menos efectos secundarios (irritación, picores, rojeces...).[42]

Ácido azelaico

Es un ácido dicarboxílico, con propiedades antioxidantes, que exfolia de forma más suave que el láctico.

Urea

Es un humectante presente de forma natural en la piel. Mejora la hidratación de la piel y reduce la irritación asociada al surfactante SLS. Se utiliza en concentraciones de 2-10%, para tratar hiperqueratosis (la famosa piel de gallina de los brazos, 10%) o para hidratar y exfoliar pieles secas en porcentajes menores. Perfecta para exfoliar zonas muy resistentes como pies, manos o codos. [38]

EXFOLIANTES QUÍMICOS

VENTAJAS
Son muy efectivos eliminando marcas, hiperpigmentaciones
y ayudan a controlar el acné.
Atenúan líneas de expresión y mejoran el aspecto general
de la piel.
Penetran más en la piel, la exfoliación es más efectiva
y uniforme que la de los físicos.

INCONVENIENTES
Pueden irritar o quemar la piel si se utilizan en un %
demasiado elevado y pican cuando se empiezan a utilizar.
No es recomendable utilizarlos durante un periodo largo de
tiempo.
Pueden fotosensibilizar la piel, pero deben utilizarse
con cabeza y siendo conscientes del efecto
que producen.

Exfoliantes enzimáticos

Las enzimas son compuestos que actúan como catalizadores, es decir, aceleran las reacciones bioquímicas y, por ejemplo, son las culpables de que las manzanas se pongan pochas cuando las cortamos.

Sobre las propiedades exfoliantes de la enzimas derivadas de frutas y otros vegetales se sabe más bien poco. No hay muchos estudios y en ocasiones se hace referencia a una super enzima patentada en exclusiva para la marca, sin estudios, ni pruebas para avalar sus supuestos superpoderes.

Las enzimas más utilizadas son las de papaya, la viniferina de Caudalie y las de corteza de sauce; las dos últimas no son exactamente enzimas, hablemos sobre ellas.

Las de papaya son las proteinasas de papaya (papain), unas enzimas que degradan proteínas y son proteolíticas. Funcionan debilitando la adhesión de los corneocitos, lo que facilita la descamación de las capas superiores de la piel y supuestamente dejan la piel más suave.[39]

La viniferina es una molécula patentada por los laboratorios Caudalie que inhibe la tirosinasa. En este caso no es que el compuesto sea una enzima, sino que la inhibe. La tirosinasa cataliza la oxidación de los fenoles y está involucrada en el proceso de melanogénesis y la formación de hiperpigmentaciones no deseadas.[40]

El extracto de corteza de sauce (*willow bark*), en aplicaciones tópicas no exfolia, pero es antinflamatorio y reduce las rojeces.

Además, suponiendo que realmente puedan tener un poder exfoliante notable en la piel, son altamente inestables y los cambios de temperatura pueden afectar a la efectividad de estas.

Se venden como productos naturales, porque las enzimas derivan de frutas, pero el glicólico deriva de la caña de azúcar y nadie lo considera natural, curioso.

Conclusión: puede que exfolien algo la piel, quizás la dejan más suave pero poco más. Normalmente los productos que se jactan de ser enzimáticos contienen partículas exfoliantes o abrasivas (exfoliación física) o algún ácido como el glicólico que son los que principalmente exfolian la piel.

EXFOLIANTES ENZIMÁTICOS

VENTAJAS
Son aptos para pieles sensibles.
Mejoran la textura de la piel y aportan luminosidad.

INCONVENIENTES
Son partículas inestables, los cambios de temperatura
pueden hacer que la fórmula pierda eficacia.
Muy poco efectivos.

Otros ácidos que no exfolian

Aunque sean ácidos es importante entender que no son exfoliantes.

Ácido ascórbico
El ácido ascórbico es una de las formas de la vitamina C. Encontrareis más información sobre él en el apartado de antioxidantes.

Ácido hialurónico
No exfolia, solo hidrata, al igual que el ácido linoleico, el linolénico o el oleico.

PROTECCIÓN SOLAR

¿Os habéis parado a pensar en por qué nos ponemos morenos? porque nuestro cuerpo produce melanina para protegerse del sol; los rayos UVA dañan nuestra piel y nuestro cuerpo reacciona para defenderse de ellos.

Los protectores solares son hidratantes con una gran concentración de filtros que nos protegen de las radiaciones ultravioletas emitidas por el sol. Los filtros solares pueden ser orgánicos/químicos o físicos/inorgánicos. Lo de orgánico o inorgánico hace referencia a la estructura química, no tiene nada que ver con lo de orgánico-natural.

Filtros químicos

Absorben los rayos UV, se excitan a un estado de energía superior y devuelven el exceso de energía en forma de radiación térmica (IR) que tiene una longitud de onda menor.

Es decir, transforman los rayos UV, gastan parte de esa energía en excitarse y el resto lo emiten transformado en calor.

Las texturas de los protectores con estos filtros son más ligeras, se absorben mejor y evitan el efecto piel blanquecina, pero pueden ser más irritantes que los físicos.

Son compuestos aromáticos conjugados con un grupo carbonilo, algunos ejemplos que veréis en el listado de ingredientes: avobenzone, oxybenzone, PABA, octocrylene...

Filtros físicos

Reflejan o dispersan los rayos UV, aunque los que tienen un tamaño muy pequeño también son capaces de absorber parte de la radiación, así que técnicamente funcionan de forma parecida a los químicos. Pues con el movimiento de electrones transforman la radiación UV en calor y otra parte la dispersan.

Actúan literalmente como una capa protectora sobre la piel. El principal problema de estos filtros es que, si las partículas son muy grandes, dispersan la luz visible y te dejan la piel blanquecina; seguro que sabéis a lo que me refiero.

A diferencia de los químicos, son compuestos inorgánicos, y los más utilizados son el óxido de zinc y el dióxido de titanio.

¿Por qué hay que esperar a que el protector haga efecto?

El famoso «aplicar media hora antes de la exposición solar» que aparece en todos los botes de crema es porque la crema solar es una emulsión de agua y aceites que contiene filtros solares que deben formar una capa sobre nuestra piel, para protegerla. Y especialmente los filtros químicos necesitan un tiempo para asentarse y empezar a interaccionar con nuestra piel; los filtros físicos necesitan menos tiempo, pero también es necesario esperar a que la crema se absorba bien y estos se depositen correctamente sobre nuestra piel.

Los *sticks* o los productos con FPS en polvo son prácticamente instantáneos, pero para las cremas habituales debéis esperar.

¿Cada cuánto debo renovar el protector?

Los filtros químicos se agotan, dejan de funcionar, y por eso hay que renovar el protector.

Imagináoslo como unos zapatos en un día de lluvia, al principio llueve, pero tienes los pies secos; a medida que pasa el día si sigue lloviendo, al final el agua traspasa. Si llueve poco, el agua no cala y si diluvia en unos minutos tienes los pies empapados. Pues los filtros químicos son algo parecido, son capaces de absorber y transformar una determinada cantidad de rayos UV. En la playa debes renovar el protector cada hora y media o dos horas. Sin embargo, si das un paseo por la ciudad a partir de las cinco de la tarde no creo que haga falta renovar el protector.

Técnicamente, los filtros solares no actúan exactamente así, porque absorben, se excitan y cuando liberan calor pueden volver a absorber energía, pero bueno, lo que debéis saber es que tienen un límite, un agotamiento.

Los filtros físicos se van, el maquillaje se va, ¿verdad? Os ponéis colorete a las ocho de la mañana y al mediodía ya no queda; pues con los filtros físicos pasa algo similar, la base de maquillaje aguanta más por supuesto y también el protector, pero el roce o el sudor pueden hacer que el protector pierda eficacia.

Resumiendo: en la playa debéis renovar cada dos horas, si la exposición solar es menor el tiempo se puede alargar. Si por ejemplo os ponéis protector solar y encima maquillaje podéis guiaros un poco por el estado de vuestro maquillaje: si está perfecto y además lleváis todo el día en la oficina, no veo necesario que os pongáis otra vez crema, a no ser que estéis expuestas al sol, entonces sí, porque los filtros químicos dejan de funcionar, y me da igual que el maquillaje esté bien o mal.

FPS y cantidad recomendada

El Factor de Protección Solar (FPS) es una relación entre la dosis de eritema mínimo en la piel protegida con filtro solar y la dosis de eritema en la piel no protegida.

El FPS está relacionado con la cantidad de filtros solares que incluye el protector: cuanto más alto sea el número, más filtros incluirá y más probabilidades tenéis de que esos filtros se depositen correctamente en vuestra piel y la protejan adecuadamente.

SPF o FPS

El Factor de Protección Sola, está relacionado con la cantidad de filtros solares que contiene el producto (también influyen los ingredientes antioxidantes, antiinflamatorios, los *film forming* y el conjunto de la fórmula) y nos indica el tiempo teórico que podemos exponernos al sol sin que nuestra piel se enrojezca.

El número se asigna a partir de unas pruebas in vivo realizadas en voluntarios. Se les aplica el protector solar (2 mg por cm^2 de piel), se irradia la zona con luz UV durante un tiempo establecido y se evalúa posteriormente el estado de la piel. Concretamente el valor del SPF indica el valor MED sobre piel con protector solar entre el MED sobre la misma piel sin protección, siendo 1 MED la dosis de radiación mínima que produce la primera rojez perceptible en piel.

Se determina mediante el International Sun Protection Factor Test Method. También se suelen realizar pruebas previas *in vitro* (en células, nivel laboratorio), antes de las *in vivo*.

PARA CONSEGUIR EL SPF QUE INDICA EL ENVASE DEBEMOS APLICARNOS 2 MG DE PRODUCTO POR CM^2 DE PIEL

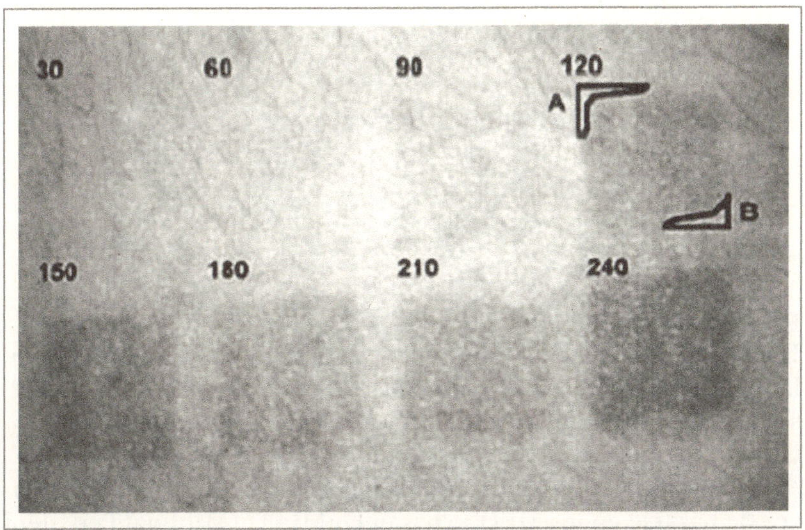

Medición de la protección sobre el UVB in VIVO, cálculo MED

El SPF hace referencia princpalmente a la radiación UVB. La radiación UVA tiene que ser un 1/3 del SPF indicado para que puedan incluir el símbolo UVA en el etiquetado. Recordad que no todos los filtros solares nos protegen de los UVA.

UVA, UVB

El sol emite tres tipos de radiaciones: radiación IR (infrarrojos), que es el calor, radiación visible (la luz visible que nos permite ver, recordad que cada color tiene una longitud de onda diferente) y radiación UV (ultravioleta).

La radiación UV a su vez se subdivide en tres tipos: UVC (filtrada por la capa de ozono), UVB (responsable de eritemas y quemaduras) y UVA (principal responsable de daños fotooxidativos de la piel).

Tanto UVA como UVB son responsables de eritemas, melanomas malignos, fotoenvejecimiento y otros daños, pero dado que la UVB se queda únicamente en la epidermis y la UVA es capaz de traspasar hasta la dermis, se asocia más la primera a las quemaduras y la segunda a los daños menos visibles o digamos daños a largo plazo.

La respuesta de la piel frente a los rayos UV es el aumento de producción de melanina y el engrosamiento de la epidermis, para evitar que los rayos la traspasen, al menos parcialmente. Nosotros le llamamos ponernos morenos.

> DEBEMOS PROTEGERNOS DE LAS RADIACIONES UVA Y UVB. NO TODOS LOS FILTROS SON DE AMPLIO ESPECTRO. LOS SOLARES QUE PROTEGEN DE UVA LO INDICAN EN EL ENVASE

PA+, PA++, PA+++

En los protectores solares japoneses y coreanos se utiliza una regulación diferente. En vez de clasificar los productos en base al SPF se clasifican según el método PPD (Persistent Pigment Darkening) y se les asigna un grado de protección contra UVA (PA).

El método es similar al utilizado para calcular el SPF, pero en vez de basarse en los MED se basan en MPPD (Minimal Persistent Pigmenting Darkening Dose), la dosis mínima necesaria para causar una pigmentación permanente en piel. Es decir, de nuevo se aplica el producto en piel, se irradia la piel con luz UVA y dos o tres horas después se analiza la coloración de esta, en vez del eritema o rojez.

Valor PFA	PA (Grado de protección UVA)
2 o más, pero menos que 4	PA+
4 o más, pero menos que 8	PA++
8 o más	PA+++

PA+, PA++ y PA+++, como seguramente imaginaréis, nos ofrecen una protección baja, media y alta respectivamente frente a las radiaciones UVA.

Lo interesante de este método es que se cuantifica la protección del protector solar frente a la radiación UVA. No descarto que en unos años se les obligue a los fabricantes de solares a incluir el valor PA además del SPF en el envase, bueno y a realizar las pruebas permanentes.

La cantidad recomendada que debéis aplicar es de 2 mg/cm^2 de producto, que más o menos para la cara vendrían a ser 1,3 ml. Si tenéis las cucharitas de medidas americanas equivaldría a la de 1/4 *teaspoon* o una cucharita de café; prácticamente llenas pero rasas. Si os ponéis menos cantidad os estaréis poniendo un FPS menor al que indica en el envase y no es un decrecimiento lineal; si os ponéis la mitad de un FPS 50 no os ponéis FPS 25 sino muchísimo menos, un FPS menor que 10, aproximadamente.

¿Los protectores solares caducan?
Los protectores solares tienen un PAO (Period After Opening) como todos los cosméticos, que es el tiempo de vida útil recomendado; puede ser de 12, 24 o los meses que crea conveniente el fabricante.

Si abrimos un protector solar, pongamos en julio 2019 y su PAO indica 12M, en julio 2020 no sería recomendable utilizarlo. ¿Por qué? pues porque, aunque visualmente no observemos ninguna diferencia, y tenga un aspecto, un color y un olor normal, su protección solar puede haber disminuido. El SPF puede variar porque los filtros solares irónicamente son fotoinestables. Generalmente es algo que se tiene muy en cuenta a la hora de formular un protector y se utilizan combinaciones de ingredientes estables, pero pensad que un solar se expone a radiación solar directa y a temperaturas bastante extremas, lo que pone al límite la estabilidad de la fórmula.

Debemos utilizar protector solar siempre que nos expongamos al sol. Se recomienda evitar tomar el sol desde la una a las cuatro o cinco de la tarde, que siempre es mejor prevenir que curar. El protector solar protege la piel de quemaduras, previene el fotoenvejecimiento y reduce el riesgo de cáncer, pero no es un producto mágico. Sed prudentes y como dicen en mi familia: «id derechito y por la sombra».

CONTORNO DE OJOS

La piel del contorno de ojos es más fina que la del resto del cuerpo. El grosor de la epidermis en los párpados es de solo 0,04 mm, y aunque en las ojeras es algo mayor, dista mucho del milímetro y medio que miden las palmas de las manos o de los hasta 5 mm que puede llegar a medir la epidermis de las plantas de los pies.

La estructura es similar a la del resto del cuerpo, sin embargo, contiene menor cantidad de glándulas sebáceas, se renueva más lentamente y los corneocitos son más grandes, lo que presumiblemente favorece a que se deshidrate menos esa zona.

¿Puedo utilizar mi hidratante como contorno de ojos?

Es la duda más común y para mí la respuesta está clara: Sí. No obstante, debemos ser conscientes de que una piel más fina, es también más permeable y por lo tanto puede ser más sensible o reactiva. Es posible que una misma hidratante os funcione perfectamente en la cara, pero os produzca una reacción alérgica en el contorno de ojos.

Como norma general, siempre que en el envase no indique explícitamente que evitéis el contorno de ojos o sepáis de antemano que vuestra hidratante os puede irritar la zona, porque contiene activos específicos, retirides, ácidos o mucho perfume, por ejemplo, podéis usar la hidratante facial en el contorno.

¿Tengo que comprarme un producto específico para el contorno o puedo usar mi hidratante habitual?

La pregunta es similar a la anterior: No. Necesario, necesario, no es, pero si cumplís alguno de los siguientes requisitos, puede resultaros útil:

— Tenéis la piel del contorno mucho más seca que la del resto de la cara o viceversa. En ese caso podéis comprar un producto más específico que se adapte a vuestras necesidades.

— Utilizáis un producto facial con un pH especialmente ácido, porque contiene ácido glicólico, cítrico, salicílico... En cuyo caso es recomendable que os compréis un producto específico para la zona.

— Buscáis un producto que estimule la circulación de la zona o que ayude a drenar los líquidos porque tenéis ojeras y/o bolsas.

— Es una zona que se os congestiona mucho y queréis un producto que os refresque y alivie.

¿En qué se diferencia un contorno de ojos de una hidratante?

El contorno de ojos no es más que una hidratante formulada específicamente para ser utilizada en la zona del contorno. Las principales diferencias con una hidratante facial son:

— Suelen tener un pH más elevado, rondando 6-7, por si nos entra en el ojo.

— Suelen contener mayor porcentaje de agua, 75% para arriba; si son geles puede ser 85-90% de agua tranquilamente, aunque también hay mantecas o aceites muy ricos en fase grasa, así que...

— Recordad este dato cuando os cobren más de 30 € por 15 ml.

— Se incluyen activos más específicos para los problemas
de la zona y se tiene en cuenta el perfil toxicológico ocular de cada uno de los ingredientes utilizados.

¿Hidrata más un contorno de ojos que una hidratante facial?

No tiene por qué. Hay contornos en formato gel con poca fase grasa formulados para refrescar y descongestionar y otros más untuo-
sos, con mayor fase grasa y que aportan una mayor emoliencia. Así
que no, depende de los productos que comparéis.

¿Contiene mayor cantidad de activos?

No, de nuevo como en la pregunta anterior, dependerá de los productos que comparéis. En general se formulan de forma parecida.
Lo que sí es cierto es que en los contornos casi siempre se incluyen
ingredientes drenantes, antiinflamatorios, que mejoren, activen o
estimulen la circulación y antioxidantes, que se enfocan mucho al
tratamiento de ojeras y bolsas.

Se formulan, además, o deberían formularse, con menor cantidad de perfume y se evitan ingredientes que puedan presentar
problemas de irritación ocular, como los aceites esenciales o algunos conservantes.

¿Puedo aplicar contorno en los párpados?

La piel del párpado es aún más fina que la de la de la ojera y contiene menor cantidad de glándulas sebáceas; las glándulas de mei-
bonio generan sebo para hidratar las pestañas y el ojo.

La hidratación en párpados y ojeras es menos necesaria que en
la cara porque utilizamos limpiadores mucho más suaves, sin embargo, si nos maquillamos y desmaquillamos a diario y notamos
que la zona está más tirante y reseca, sí se puede aplicar contorno
de ojos en el párpado, teniendo precaución de no introducir producto en el interior del ojo.

Solucionar problemas típicos

Tened muy presente las limitaciones que tiene un cosmético: actúan en la capa más superficial de la piel. Respecto a los contornos de ojos, si esperáis un producto que hidrate, descongestione y unifique el tono, podréis encontrar múltiples opciones en el mercado; si esperáis algo más, lo más probable es que sintáis que tiráis el dinero.

OJERAS

Si tienen un tono más liliáceo o azulado, quizás se deba a problemas circulatorios o de basculación en la zona; el estrés o la falta de sueño provoca una dilatación de los vasos capilares y aparecen las ojeras.

También pueden darse por una hiperpigmentación postinflamatoria tras una dermatitis o tras un episodio de alergia cuando la zona ha estado muy congestionada.

Hay quien se dice que ya nace con ellas: pieles muy claras, casi translúcidas con vasos capilares grandes en la zona, forman parte de su fisonomía, no son un problema, son un rasgo facial más.

Con la edad pueden aparecer una ojeras más oscuras, en algunas pieles incluso marrones; esto está causado por la melanina, como si fueran manchas, generalmente es debido a un fotoenvejecimiento de la piel. En estos casos, los *peelings* químicos prescritos por el dermatólogo pueden resultar eficaces.

Lamentablemente, ningún cosmético puede ayudar realmente a combatir las ojeras, excepto los correctores. No obstante, los activos que estimulan la circulación como el arándano rojo, ruscus aculeatus, vitamina K (phytonadione) o el castaño de indias, entre muchos otros, pueden ayudar a disimularlas.

Por otro lado, también podéis utilizar contornos con protección solar para que no se active la melanina de la zona, y los pigmentos iluminadores, que no las tratan, pero las disimulan muy bien. Encontrareis los pigmentos al final de la fórmula, por ejemplo, Iron Oxides (CI 77491)

Respecto a los correctores, os recomiendo usar un corrector amarillo para neutralizar ojeras liliáceas y corrector rojo, naranja o salmón para ojeras oscuras, ya que deja un aspecto más luminoso.

Los pigmentos absorben todos los colores menos el que reflejan. Para conseguir disimular el color amarillo, lo que tenemos que hacer es neutralizarlo, apagarlo, quitarle intensidad.

Una ojera en la piel está reflejando luz lila o azul. Si pongo pigmentos amarillos sobre ella (que absorben luz lila y reflejan amarilla), quedará difuminada, menos intensa. Nuestro ojo ve un color muy intenso cuando contiene muchos pigmentos juntos del mismo tono. Pensad en la segunda capa de esmalte que aplicáis sobre las uñas, siempre brilla más y es más intenso el tono del pintauñas con dos capas. Por eso tapan mejor los correctores con colores complementarios que los correctores del mismo tono que nuestra piel.

La vitamina K_1 puede producir alergia por contacto e irritaciones en la zona periorbital (el contorno); aunque en contornos suele usarse en porcentajes muy pequeños, 1% o así, en principio no debería preocuparos, pero si tenéis la piel muy sensible tened cuidado.

BOLSAS

Con la edad, es casi inevitable retener líquidos y grasa en la zona. De nuevo la genética y la estructura ósea influyen en la formación de bolsas.

Buscad activos antiinflamatorios y drenantes como la cafeína, el extracto de té verde o la árnica.

Lo que también funciona muy bien para descongestionar y reducir la inflamación son las mascarillas o los parches de gel para las ojeras. Ponedlos unas horas en la nevera antes de aplicarlos y aún lo notaréis más.

ARRUGAS/PIELES MADURAS

La reducción de colágeno tipo I en esta zona lleva a que la zona periorbital sea una de las primeras en mostrar los signos de la edad, apareciendo las temidas patas de gallo. Lo que unido al fotoenvejecimiento de la piel, puede transformarse en descolgamiento y oscurecimiento de la zona.

Para este tipo de pieles lo más útil es buscar fórmulas muy emolientes, tipo bálsamo con hialurónico o colágeno e ingredientes *soft focus* para obtener un efecto tensor *flash* que disimule las arrugas temporalmente. La cafeína puede ayudar a descongestionar la zona gracias a su efecto drenante.

El mejor cosmético que podéis utilizar para combatir el envejecimiento del contorno de ojos no es un cosmético, son las gafas de sol.

PIELES NORMALES/JÓVENES

Por último, para pieles jóvenes o sin problemas, que solo buscan algún producto hidratante específico para la zona o contornos para combinar con alguno con cafeína.

No pasa absolutamente nada por utilizar siempre contornos con cafeína, pero si no tenéis muchas bolsas, lo ideal es combinarlos y no usar siempre contornos con cafeína, ya que esta se absorbe bastante bien en la piel, Y aunque no es un alérgeno, personalmente creo que es mejor no utilizarla siempre y menos en una zona tan permeable. Repito, hablo de la situación ideal, realmente el porcentaje de cafeína utilizado en contornos es muy bajo, rondando el 1% y no suele dar problemas.

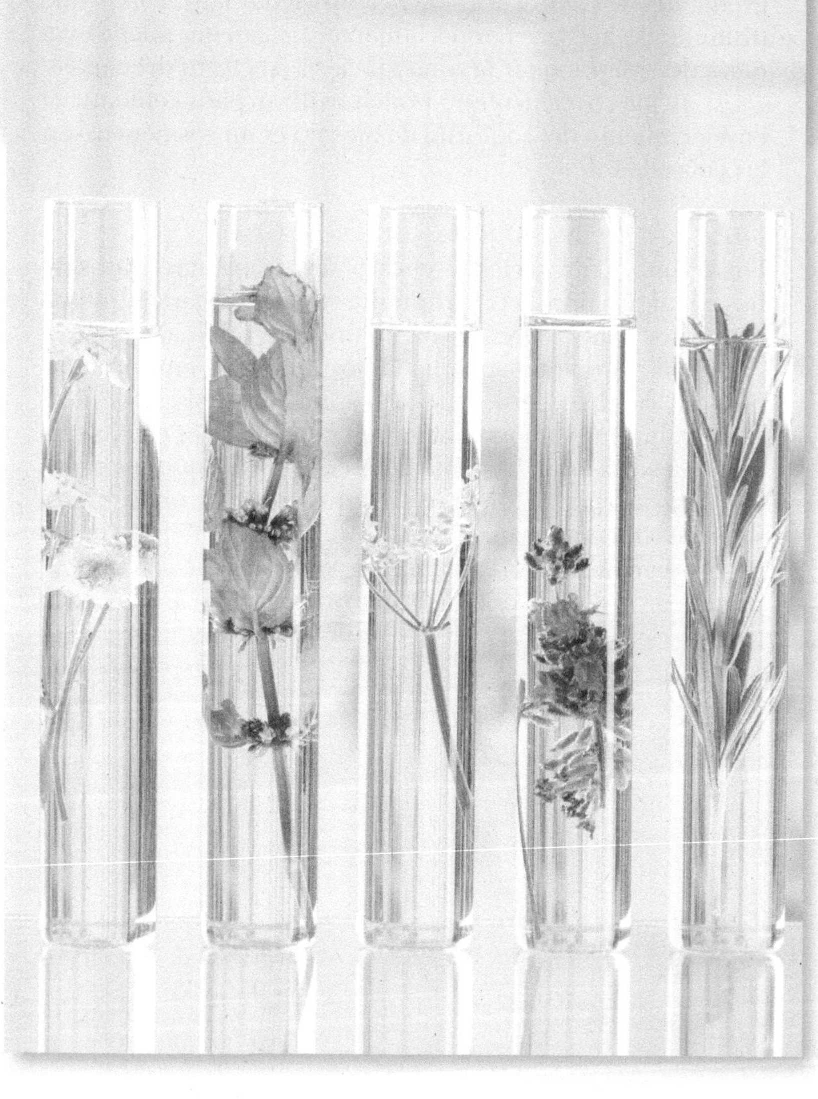

3
FALSOS MITOS Y DUDAS
COSMÉTICO-EXISTENCIALES

DUDAS

1. La piel respira

Técnicamente la piel no respira, no inhala y exhalara aire, la piel transpira.

En Xatakaciencia escribieron un artículo donde se preguntan si realmente la piel respira, recordando cómo en una película de James Bond asesinan a una chica pintando su cuerpo con pintura dorada, y concluyen que es imposible asfixiar a un ser humano de esta manera, porque la piel no respira.[42]

¿Qué es transpirar?
Transpirar es la secreción de sudor por parte de las glándulas sebáceas, el cuerpo transpira para regular la temperatura corporal. Vamos que transpirar es sudar.

Respirar-Taponar los poros

Seguramente estaréis pensando, bueno ya sabía que la piel no inhala y exhala aire, cuando yo digo que hay que dejar la piel respirar me refiero a no taponar los poros.

¿Qué son los poros?

Los poros son un término dermocosmético que hace referencia a varios conceptos: a la salida de las glándulas sebáceas y a la salida agrandada de los folículos pilosebáceos, que se presenta como orificios vacíos en forma de embudos o como tapones de sebo y células muertas.

Los poros no visibles que hay en toda la piel, los poros de los que a menudo nos quejamos (nariz) y los comedones.

Los comedones se forman debido a una alteración en la cornificación de los folículos pilosos.

La cornificación es la renovación celular, bueno, es cuando las células basales cilíndricas vivas se transforman en células córneas planas sin núcleo, que viene a ser cuando se forman las células muertas.

Resumiendo: los comedones son poros con sebo y células muertas. Si son abiertos son los puntos negros —la porquería se oxida y coge ese color— y si son cerrados son puntos blancos o granos. Bueno, los granos contienen pus debido a las bacterias y son un poco más complejos pero su origen es este.[48]

¿Para qué sirven los poros?

Para sudar, para que crezca el vello (necesitan un agujero para salir) y para que el sebo salga a la superficie, porque el sebo es necesario para hidratar la piel, y sí, un exceso de sebo causa granos e imperfecciones, pero es necesario, y por eso no hay que pasarse limpiando con productos muy agresivos que deslipidan y luego deshidratan la piel.

¿Por qué es tan importante desmaquillarse/limpiarse la cara?

Pero entonces si la piel no respira, ¿por qué recalcan tanto la importancia de desmaquillarse?

Desmaquillarse no tiene nada que ver con que los productos que ponemos en nuestra piel no la dejen respirar, tiene que ver con higiene, con ensuciar los poros. Al igual que nos duchamos para evitar infecciones de la piel, debemos lavarnos la cara para mantenerla limpia; no hacerlo puede ocasionar granos, empeorar el acné y hacer que tus poros estén más visibles.

Por eso, aunque usemos productos con muchas siliconas o maquillajes que puedan taponar temporalmente los poros, si después limpiamos bien la piel no pasa absolutamente nada.

2. La hidratante tapona los poros, el aceite no

¿Qué significa taponar los poros?
Un producto tapona los poros o es comedogénico cuando sus ingredientes son lo suficientemente pequeños como para depositarse sobre los poros e incrustarse. Aun así, no todas las partículas por pequeñas que sean tienen tendencia a ensuciar los poros, por lo que es necesario analizar los diferentes casos y realizar pruebas de comedogenidad a los productos.

Pruebas de comedogenicidad
Supuestamente, los productos que proclaman ser no comedogénicos han realizado pruebas de comedogenidad, aunque a veces me temo que al no haber una legislación que les obligue a ello, simplemente se basan en el hecho de que los ingredientes utilizados no sean comedogénicos.

En estas pruebas se evalúa si se forman comedones, la evolución de estos o cómo se ven afectados los comedones existentes.

NO HAY QUE DEJAR RESPIRAR LA PIEL, PORQUE NO RESPIRA.
HAY QUE LIMPIARLA E HIDRATARLA

¿Cómo puedo saber si mi hidratante es no comedogénica?
Normalmente, las líneas para pieles mixtas/grasas o con tendencia acneica están formuladas para no taponar los poros y en los envases suelen incluir la frase «no comedogénico» que vende mucho, aunque eso no implica que un cosmético que no incluya la frase sea comedogénico.

Ingredientes comedogénicos y no comedogénicos
A menudo se confunde oclusividad con comedogenicidad, lo que sin duda es un error. Un ingrediente oclusivo forma una capa sobre la piel; casi todos los aceites vegetales son oclusivos y no todos son comedogénicos.

Otro error conceptual es afirmar que un ingredientes no es comedogénico por tener un origen natural. El origen del ingrediente no tiene ningún tipo de influencia es su comedogenicidad.

Algunos ejemplos de ingredientes no comedogénicos: aceite mineral, siliconas, Talcod, aceite de girasol, aceite de borrajas, dióxido de titanio…

Algunos ejemplos de ingredientes comedogénicos: manteca de cacao, manteca de coco, aceite de coco...

Sobre el aceite mineral

El aceite mineral es oclusivo por lo que, si se utiliza junto con otros ingredientes comedogénicos, va a aumentar este efecto de taponar los poros, porque lo que hace es crear una capa sobre la piel. Si se utiliza con ingredientes no comedogénicos, no hay problema.

La pureza influye

Cuanto más puro sea un aceite natural o derivado del petróleo menos comedogénico será, por lo tanto, si utilizáis aceites vegetales, os recomiendo que busquéis aceites que se hayan tratado, que hayan refinado sus impurezas, porque la mayoría son comedogénicos y cuanto más «refinados» estén menos lo serán.

Cuando digo refinados me refiero a eliminar impurezas no a aceites con varias prensadas. Lo ideal es un aceite de primera prensada en frío que se trata posteriormente, que se refina, para eliminar impurezas.

Concluyendo: hay aceites que taponan los poros y hay aceites que no, y con las hidratantes pasa exactamente lo mismo. Si tenéis pieles grasas y/o con tendencia acneica o a que se os obstruyan los poros, buscad texturas muy ligeras y evitad ingredientes y fórmulas comedogénicas.

---

3. ¿Por qué mi hidratante hace pelotillas?

Esta más que un mito es una duda existencial que me temo compartimos muchos consumidores de cosmética.

Pelotillas, macarrones, bolitas, virutas... Si os ha pasado, seguro que sabéis a lo que me refiero. Para mí es algo imperdonable en una crema, me da igual lo eficaz que sea; una hidratante es un cosmético y ante todo debe tener una aplicación agradable y esa sensación de goma de borrar es cualquier cosa menos agradable. De lo antiestético que puede ser ya ni hablamos

¿Por qué ocurre?

Es un fallo de la fórmula, no es culpa vuestra, ocurre siempre en texturas tipo gel o cremigeles. Son texturas con muy poca fase grasa y algún ingrediente *film-forming* (que hace una capa, un film sobre la piel). Es posible que vuestro tipo de piel influya; por ejemplo, una piel muy seca absorbe en seguida cualquier producto, no hay absorción gradual, lo que acentúa el problema, pero es porque ya existe un fallo en la fórmula.

El problema es que la parte grasa se absorbe demasiado rápido y no nos da tiempo a extenderlo bien ni a masajearlo, como estamos acostumbrados a usar cremas más untuosas, nosotros seguimos repartiendo el producto con alegría y, claro, sobre nuestra piel queda la parte acuosa y los ingredientes *film-forming* que inevitablemente se convierten en esas pelotillas o macarrones tan ¿estupendos?

Repito que la culpa no es vuestra, hay muchísimas hidratantes tipo gel o gel-crema con ingredientes *film-forming* que no tienen este problema; si se formulan correctamente, incluyendo más fase grasa o unos ingredientes adecuados de fase grasa que tengan una absorción gradual sobre la piel, podemos distribuir el producto correctamente sin formar pelotillas.

¿Cómo solucionarlo?

Os recomiendo que os apliquéis muy poca cantidad, siempre sobre la piel limpia, aplicarlo sobre varios productos no ayuda, que no masajeéis demasiado y que esperéis a que se seque del todo antes de maquillaros encima. Si hace muchas bolitas tendréis que esperar media hora tranquilamente o incluso puede que tengáis que renunciar a aplicar maquillaje encima. Mezclar la hidratante con unas gotas de aceite en la palma de la mano antes de aplicarlo también puede ayudar, dependiendo de lo que lleve la crema y del aceite que sea. Es posible que pese a probar todo lo mencionado anteriormente, el producto siga haciendo bolitas, es un problema de la fórmula y como consumidores poco podemos hacer, más allá de comunicárselo a la marca.

---

4. ¿Qué es esa mancha oscura que le ha salido a mi colorete o sombra?

En algunos polvos compactos (coloretes, sombras, maquillaje...) puede aparecer una capa más oscura y con textura diferente, situada en los laterales y cerca del fondo del producto. Este fenómeno se conoce como *glazing* o pista de hielo, puesto que es una especie de glaseado o cristalización, que impide que sigas utilizando esa zona del producto.

¿Por qué se produce el *Glazing*?

El *glazing* es en realidad una capa de aceite, un *buildup* en la superficie del producto, y generalmente se debe a un defecto de fábrica, es decir, que esa mancha o zona glaseada, ya estaba allí cuando compraste el producto, pero como estaba en el fondo, no era visible.

Es un problema común en polvos con pigmentos nacarados (que brillan, pero no son purpurinosos) y poco o nada polvorientos. Para conseguir texturas sedosas, poco polvorientas e incluso hidratantes, se usan ligantes, aceites o compuestos como isopropyl myristate, mineral oil, lanolina líquida, entre otros. Pues bien, un exceso de estos en la fórmula puede producir *glazing*.

Un exceso de presión durante el prensado del producto, sumado a una mala elección o un exceso de ligante dan como resultado la aparición de una «costra», un glaseado de un exceso de aceite, en una zona cercana al fondo (el pan que le llaman en inglés) del envase.

También cabe la posibilidad de que el *build-up* de aceites lo hayamos producido nosotros al no lavar adecuadamente las brochas; es menos probable pero puede suceder.

¿Cómo prevenirlo?

Como en la producción del producto el consumidor no tiene ningún tipo de influencia, lo único que podemos hacer es asegurarnos de mantener y utilizar brochas limpias y secas en los productos.

¿Cómo solucionarlo?

Una vez la capa está formada poco se puede hacer, como esa zona no pigmentará bien, pasad el dedo y veréis que no coge producto, la única solución es rascar. Normalmente es una capa muy fina, si rascáis un poco debajo estará el producto en perfecto estado.

5. ¿Necesito una hidratante diferente por el día y por la noche?

**¿La piel se comporta de forma diferente
a lo largo del día?**
El organismo está diseñado, por decirlo de alguna manera, para estar más activo por la mañana. La luz solar influye en el llamado ritmo circadiano que es nuestro reloj biológico interno que nos indica que debemos seguir un ciclo actividad-dormir. Durante el día nuestra piel está más preparada para protegerse frente a las radiaciones solares y durante la noche se centra más en el proceso regenerativo.

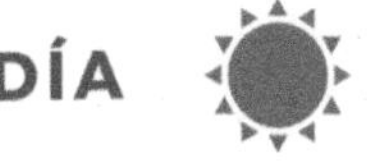

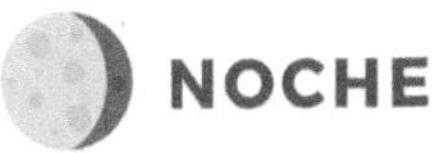

Si bien la piel puede comportarse de forma algo diferente, esto no justifica la necesidad de usar dos cremas. En realidad, más que la piel se comporte de forma diferente, es que el ambiente es diferente: de día hay luz solar y por la noche no, por el día necesitamos proteger la piel del sol y por la noche no.

**¿Por qué usar una crema diferente de día
y otra de noche?**
Normalmente las hidratantes de día tienen texturas más ligeras, por aquello de controlar los brillos y para que después podamos ponernos base de maquillaje. No hay ninguna razón para pensar

que por la noche necesitamos hidratar más la piel; la piel hay que hidratarla de día, de noche o cuando le haga falta.

Si bien creo que la mayoría de cremas pueden usarse de día y de noche indistintamente, hay algunos componentes que deben aplicarse exclusivamente de noche. La noche es el momento perfecto para aplicar cremas con exfoliantes químicos, como el ácido salicílico, ácido glicólico o retirides, productos que pueden fotosensibilizar la piel, por lo que es mejor no utilizarlos durante el día; y también es el momento de usar antioxidantes. No pasa absolutamente nada por usar una crema con antioxidantes por la mañana, pero son compuestos inestables, se modifican con la luz y pierden efectividad, por eso es mejor usarlos por la noche.

6. Puedo usar protector solar por la noche

Sí, la típica hidratante que combina antioxidantes y algo de protección solar, generalmente un factor bajo, menor de 20, que principalmente hidrata la piel, se puede usar perfectamente por la noche.

Sin embargo, posiblemente no sea la mejor opción. Los filtros físicos pueden ensuciar los poros y son hidratantes bastante emolientes, por lo que en pieles acneicas o grasas pueden producir algún brote de granos. Es cierto que hay hidratantes con protección solar no comedogénicas y son problemas que no tienen que ocurrir necesariamente.

Por otro lado, los filtros químicos pueden producir picores en pieles reactivas . Los protectores solares también llevan disolventes para diluir los filtros en la crema, tanto estos como los filtros químicos son compuestos que las pieles sensibles o reactivas deben evitar en la medida de lo posible, por lo tanto, lo ideal es usarlos solo cuando cumplan su función: proteger la piel del sol.

7. El cuerpo se acostumbra a usar cosméticos

No hay ningún hecho objetivo que haga creer que el cuerpo se acostumbre a una hidratante y de repente deje de aportar hidratación, lo que suele suceder es que la piel pasa por diferentes cambios, internos y externos, pues el clima y la humedad ambiental también varían, por lo que sus necesidades cambian y eso genera esa sensación de que el cuerpo se acostumbre.

¿La piel se mantiene hidratada por sí sola o hay que ayudarla? ¿De verdad necesito utilizar hidratantes? ¿Por qué cuando somos pequeños no utilizamos hidratantes? Y también está lo de que la hidratante forme una capa sobre la piel para protegerla, pero que entonces la piel no detecte que le falta hidratación y no segregue sebo y la piel cada vez se vuelva más seca, vamos por partes.

La piel tiene un mecanismo de hidratación natural que es segregar sebo, recordemos que ayuda retener el agua, y también contiene lo que se conoce como factor natural de hidratación, compuestos que retienen y atraen agua, le aportan elasticidad y mantienen la piel sana.

El problema es que sometemos la piel a cambios de temperatura, la exponemos al viento, al sol, a la calefacción, no bebemos suficiente agua, nuestra alimentación en algunos casos deja mucho que desear y todo esto afecta a la piel; por eso necesita ayuda y no, yo no creo que todas la pieles necesiten hidratarse siempre, pero sí protegerse del sol.

Una piel joven de noche puede lavarse la cara y no necesitar una hidratante, cada uno tiene una piel y unas necesidades, así que dependerá. Sin embargo, con los años envejecemos y nuestra piel con nosotros, por lo que cada vez le cuesta más retener la hidratación. Cuando somos pequeños no necesitamos o no solemos utilizar hidratante facial o corporal, pero después nuestra piel sí necesita ayuda. Aunque de nuevo dependerá de cada caso y es posible que algún niño necesite un poco de hidratación en invierno o en determinadas zonas.

Resumiendo: la piel se hidrata sola, pero a veces hay que ayudarla. Si notáis la piel tirante, picores o cualquier signo de deshidratación, en la zona que sea, hidratadla; si no creéis que haga falta hacerlo, pues no lo hagáis, dependerá del clima y de la situación, pero la hidratante facial por las mañanas con FPS sí es muy recomendable.

---

8. ¿Puede la vitamina C teñir mi piel?

Como bien sabéis, el ácido ascórbico se oxida con facilidad, siempre que entre en contacto con el aire. Cuando se oxida se transforma en dehydroascorbic acid, un compuesto que tiene un tono marrón, pero este no es el problema. Este compuesto a su vez se convierte en erythrulose, que es un compuesto que de hecho se utiliza en autobronceadores porque reacciona con la piel y la tiñe de forma temporal.

Si utilizáis sérums con ácido ascórbico de manera regular, podéis llegar a notar el efecto. Si no os importa y aunque le efecto sea muy sutil, recordad aplicar el producto de forma uniforme para que el tono sea uniforme.

Si no queréis que esto ocurra, buscad fórmulas en las que el ascórbico esté liposomado o en combinación con vitamina E; También es recomendable aplicar sobre el producto un aceite para que no esté en contacto directo con el aire y evitemos esta oxidación.

CLAIMS COSMÉTICOS

Empecé el libro diciendo que los dermatólogos hablan de piel, los formuladores cocinan los ingredientes, los de fabrica los envasan, los de *marketing* te lo venden y nosotros los compramos, pero la realidad es que es justo al revés.

Se detecta una necesidad o una tendencia, *marketing* habla con i+D/galénica y se empieza a trabajar en un cosmético para un público objetivo (por ejemplo, pieles maduras dañadas por el sol) y con unos *claims* determinados (ejemplo: «quiero que atenúe la apariencia de las arrugas», que contenga centella asiática y no lleve parabenos) y a partir de ahí se trabaja la fórmula.

Es decir, no se formula y luego se piensa cómo se vende: se piensa qué se quiere vender y luego se formula. Las marcas nos lanzan un mensaje claro, conciso y con el que te puedas sentir identificado; el problema es que muchas veces no dicen lo que nosotros creemos que están diciendo.

1. Disminuye el tamaño de tus poros

Los tapa temporalmente o los limpia. La realidad es que todo el mundo tiene poros y no solo en la nariz, sino en todo el cuerpo. Y solo se pueden limpiar o tapar con maquillaje.

2. Poros dilatados y puntos negros

¿La suciedad dilata los poros o los poros dilatados se ensucian? En la mayoría de los casos es lo primero: los poros se ven más porque están sucios y al estar sucios se dilatan. Hay que mantenerlos limpios, especialmente las pieles grasas, pues esta segrega más sebo. En pieles maduras y/o envejecidas por el sol puede darse el caso contrario: aunque nunca hayan tenido puntos negros, con la edad los poros se dilatan y se ensucian con más facilidad.

3. ¿Puede un cosmético eliminar los poros?

NO, en mayúsculas y negrita, tus poros son los que son y no se borran, no se eliminan, siempre van a estar ahí. Hay pieles que por genética tienen los poros más pequeños, menos visibles, generalmente las pieles asiáticas, y otras que los tienen más marcados. Con la edad los poros se dilatan, el sol también hace que los poros se dilaten y cuando esto ocurre no hay marcha atrás.

¿Qué puede hacer un cosmético por tus poros?
Limpiarlos. El salicílico o la arcilla los desincrustan y limpian muy bien; cuando están limpios se ven menos y es el caso en el que podríamos llegar a decir que se reduce el tamaño de tus poros, porque llenos abultan más.

Taparlos o maquillarlos. Las prebases o cremas siliconadas funcionan muy bien para disimular los poros. ¿Los borran? sí. Bueno, tanto como el maquillaje borra las marcas; en cuanto os lavéis la cara volverán a estar ahí, funcionan, pero debéis tener claro a lo que se refieren cuando dicen que borran los poros.

Protegerlos del sol. Sí, el sol envejece, no es nada nuevo, el fotoenvejecimiento disminuye la elasticidad de la piel y los poros se dilatan.

Utilizar antioxidantes, vitamina C, retinoides o cualquier producto que ayude a prevenir el envejecimiento de la piel y contribuya a mantener la elasticidad, la producción de colágeno etc., colaborará en que los poros no se dilaten prematuramente, porque con los años se dilatarán, igual que saldrán arrugas.

4. Abrir los poros antes de limpiar y cerrarlos después

En el mercado existen cosméticos que dicen ser capaces de cerrar los poros, utilizan palabras como difuminar la superficie de la piel, astringente y poros menos visibles.

Pese a que no lo dicen directamente, nos hacen pensar que los cosméticos pueden abrir y cerrar los poros como si nuestra piel fuese de plastilina: abro para limpiarlo bien, porque me interesa y los cierro luego porque se ven feos y se ensucian. Pero no es así, el alcohol puede inflamar temporalmente la piel que rodea los poros haciendo que se vean más pequeños, el vapor estimula las glándulas sebáceas, pero no abre los poros, el agua fría controla la producción de sebo, pero no los cierra y los productos astringentes son aquellos que dejan una sensación tersa en la piel, pueden contraerla temporalmente e incluso resecarla, si eliminan el exceso de grasa, dependerá del tipo de astringente.

En conclusión, en vez de invertir en productos astringentes que resequen la piel o prometan imposibles, sed constantes con la limpieza facial y proteged la piel del sol.

5. Hidrata en profundidad, 10 capas en tu piel

Hidrata la capa más superficial de la piel, el estrato córneo que pertenece a la epidermis, ni por asomo llega al torrente sanguíneo.

6. Borra las arrugas

El producto contiene macromoléculas que se depositan sobre las arrugas y las disimulan, parecido a los poros abiertos; cuando os lavéis la cara las arrugas seguirán ahí.

7. *Oil-free*: no lleva aceites

Parece un mensaje claro y directo, el producto no contiene aceites, pero eso no implica que todos los aceites sean comedogénicos, que no lo son, ni que el producto en sí no vaya a provocar o empeorar el acné, porque puede llevar otros ingredientes que sean comedogénicos o llevar demasiadas mantecas u otros ingredientes emolientes que resulten demasiado pesados para una piel grasa. Conclusión: casi me fiaría más de que la textura sea ligera que de que ponga *oil-free*.

---

8. Hipoalergénico

Supuestamente no contiene agentes alérgenos y supuestamente no va a dar alergia al consumidor que lo utilice.

¿Ha pasado pruebas de alergias? O las ha pasado o se basa en estudios que confirman que el producto resultante no va a resultar tóxico. Normalmente se realizan pruebas in vitro y en voluntarios.

Aunque la frase no garantiza que el cosmético no vaya a causar una reacción alérgica en el consumidor, supuestamente son cosméticos formulados para pieles sensibles, pero no hay una definición legal que obligue a los fabricantes a realizar una serie de pruebas concretas de alergia.

---

9. Testado dermatológicamente

Un dermatólogo ha dado el visto bueno al producto/ lo avala.

¿Cómo y en qué condiciones? No se suelen especificar. Que un dermatólogo esté de acuerdo con la fórmula de un determinado producto no garantiza que te vaya a ir bien.

---

10. Alta tolerancia cutánea

La tolerancia cutánea de los panelistas en los que se ha probado el producto es alta.

¿Qué es un panelista?
Cuando se lanza un producto al mercado, como mínimo se suelen realizar pruebas de tolerancia en unos panelistas. Los panelistas son un grupo de personas que reciben una compensación económica por testar estos productos. Dependiendo de los *claims* que se indican en el producto,

se suelen escoger unos determinados panelistas, es decir, si es una hidratante para pieles sensibles se suele testar el producto en pieles con tendencia reactiva, para ver si existe un potencial riesgo irritante.

---

11. *Waterproof, Water resistant, Very water resistant*

Ahora ya no se utiliza la terminología *waterproof*, la han sustituido por *water resistant* o *very water resistant*, en castellano resistente al agua, por aquello de no dar a entender que el producto es completamente resistente al agua.

Para que pueda utilizarse el *claim* de *water resistant* en un protector solar, el producto debe ofrecer una resistencia al agua de por lo menos un 50%. La resistencia al agua se calcula teniendo en cuenta el SPF calculado antes y después del baño.

La diferencia entre *water resistant* y *very water resistant* es que el primero aguanta dos baños de veinte minutos cada uno y el *very water resistant* cuatro baños de veinte minutos.

Siempre dando por hecho que se aplica el producto de forma uniforme (2 mg/cm^2) se deja secar durante 20-30 minutos y después se sumerge el panelista en una piscina y no se seca con la toalla. Una situación bastante ideal, relativamente parecida a la realidad; en el mundo real nos ponemos a nadar, jugamos dentro del agua, nos secamos con la toalla, que si la arena, ¡ay que me pica!... Por muy *water resistant* que el protector prometa ser, vamos a perder producto y eficacia, por eso hay que reaplicar el producto después de cada baño.[41]

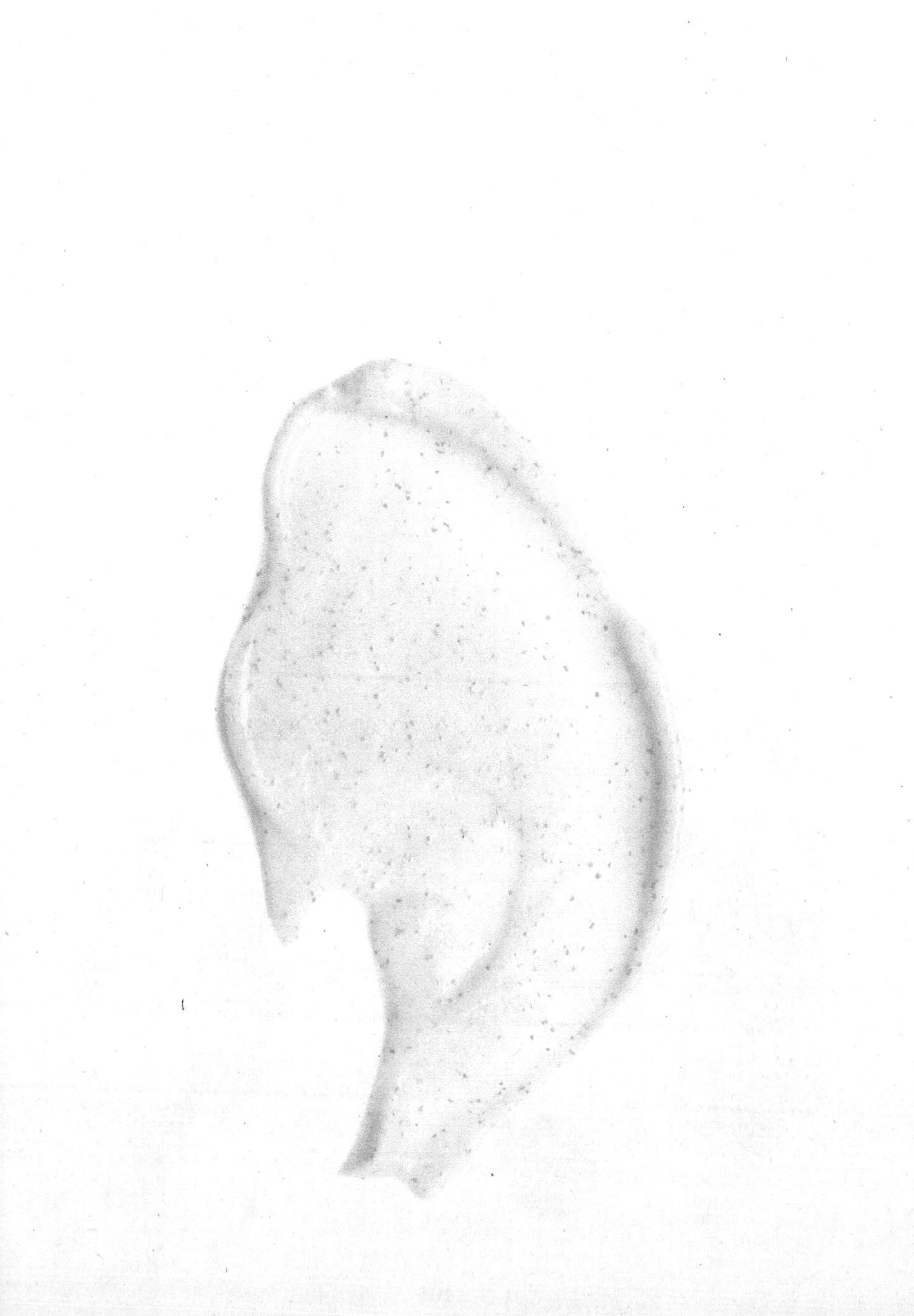

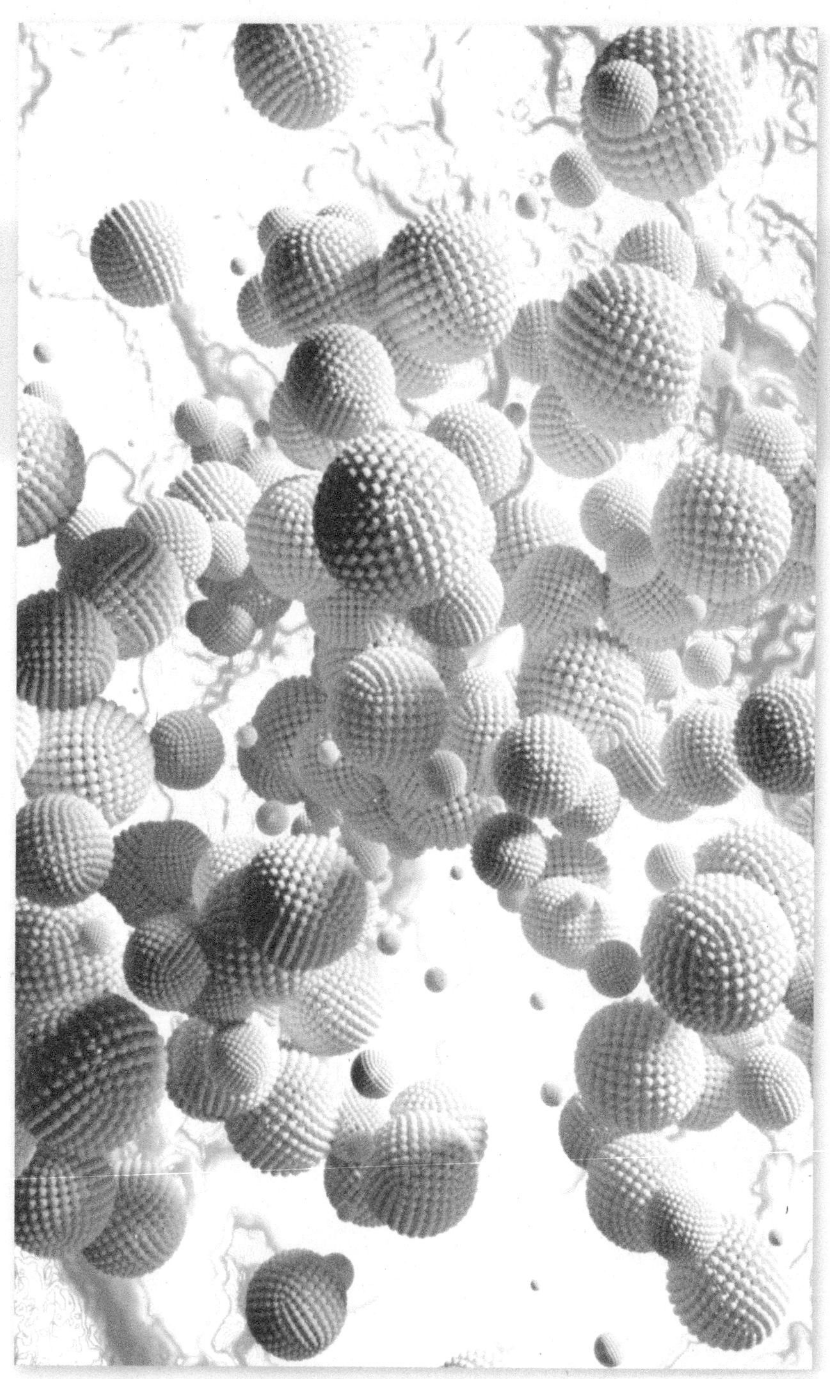

4

APRENDIENDO A COMPRAR. CREANDO UNA RUTINA FACIAL

RUTINA. TERMINOLOGÍA COSMÉTICA

¿Qué es una emulsión?

Empecemos con lo básico y entenderéis por qué son más completas las hidratantes que los aceites.

Una emulsión es una mezcla de dos líquidos inmiscibles, agua y fase grasa (aceites y derivados o siliconas). Lo que hacemos es incluir un emulsionante, que es una molécula afín a fase grasa y fase acuosa, y dividir una de las dos fases en diminutas gotitas (mediante agitación).

En laboratorio se utiliza una especie de batidora. Las marcas comerciales más utilizadas son Turrax o Silverson, aunque también se podría hacer una emulsión con la batidora de casa, de hecho, la mayonesa no es más que eso; a nivel industrial se utilizan reactores con unos agitadores diseñados para ello.

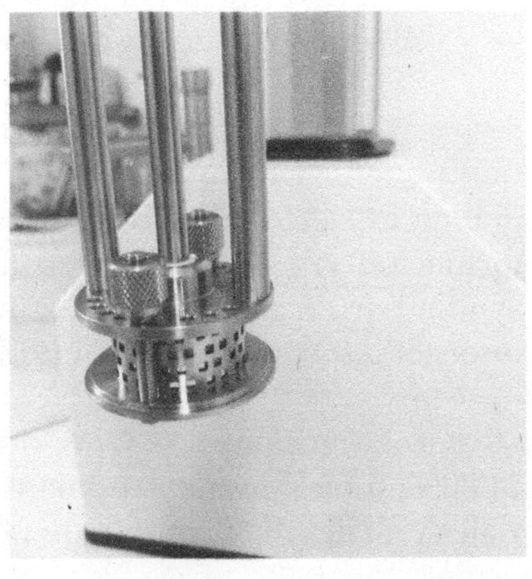

Básicamente, lo que se hace es dispersar una fase en la otra a través de un agitador con unos orificios muy pequeños, de tal forma que pasa tan poca cantidad que queda finamente dividida en gotitas. En la imagen anterior se puede ver un Silverson.

Existen principalmente tres tipos de emulsiones; hay más pero no considero relevante mencionarlas.

— Oil in Water O/W

Es la más utilizada. Lo que se hace generalmente es dispersar la fase grasa sobre la acuosa; también podría hacerse al revés, pero no es lo más común. El caso es que la fase externa es la acuosa, la primera sensación es de frescor en la piel y después la hidratas con la fase grasa. Al estar la fase grasa dividida en finas gotas, favorece la penetración en la piel y además obtenemos una absorción del producto y un tacto sedoso y seco que con un aceite puro es casi imposible conseguir.

—Water in Oil W/O

Es justo lo contrario, se utiliza cuando se requiere dejar mucho residuo lipídico en piel o cuando los activos disueltos en fase acuosa se oxidan con facilidad, por ejemplo, el ácido ascórbico (vitamina C).

Son más complejas y caras de formular y su sensorialidad es peor; son menos frescas y les cuesta absorberse en piel.

— Water in Silicon W/Si

Son un tipo específico de las W/O ya que la fase grasa en este caso está formada casi en su totalidad por siliconas. Son emulsiones muy sensoriales, se absorben con facilidad y dejan la piel sedosa. Se utilizan mucho en las BB creams o en algunos solares.

¿Para qué me puede resultar útil saber el tipo de emulsión que tiene un producto?

Si bien es cierto que a nivel usuario no nos proporcionan esta información y tampoco es algo realmente necesario, sí nos puede ayudar para acertar con la textura, por ejemplo, si compramos por internet o si compramos sin probarla previamente.

¿Cómo identificar una O/W de una W/O y de una W/Si?

El 80%, si no más, de productos faciales son O/W; son más sensoriales y fáciles de formular, no obstante, existen algunos productos donde interesa que la primera sensación sea más emoliente. Es complicado identificar si es O/W o W/O solo mirando el INCI; lo que sí se puede llegar a identificar de forma relativamente sencilla son la W/Si.

Si contiene varias siliconas, bastante arriba en el INCI, pocos aceites y además aparece magnesium sulfate o sodium sulfate entre sus ingredientes, es muy probable que sea W/Si y ahí seguro que obtenemos una textura ultraligera y aterciopelada, clásica de solares con toque seco o de prebases.

Le deberíamos dar mayor relevancia a las texturas cuando escogemos un cosmético. Personalmente, creo que acertar con la textura adecuada es una de las claves del éxito en cualquier rutina de limpieza, por una razón muy sencilla: si la textura es la adecuada, usaremos el producto, seremos constantes y veremos resultados.

Las marcas de alta gama, y alguna de no tan alta gama, cuidan muchísimo la textura e incluso le añaden pigmentos de interferencia y *soft focus* para que creamos que la hidratante nos ha hecho un efecto buena cara instantáneo y que continuemos usando el producto.

Una forma fácil de acertar en la textura es guiándose por la clasificación «marketiniana».

¿Qué textura es la más adecuada para mi piel?
Hay varias texturas en el mercado y por norma general la textura va relacionada con el grado de hidratación; cuánto más densa, más emoliente suele ser la fase grasa, deja mayor residuo lipídico en piel y más podrá hidratar.

Ordenadas las texturas de mayor contenido de fase grasa a mayor contenido acuoso, si optáis por texturas con menor contenido graso recordad que de vez en cuando es recomendable complementar con algún aceite o aseguraros de incluir ceramidas, colesterol o aceites ricos en linolénico, para no tener una piel deshidratada. Y sí, esto también va por vosotras, pieles grasas y/o con tendencia acneica.

> — **Crema.** Mayor contenido en grasa, podemos encontrar texturas muy ricas y untuosas. Aportan flexibilidad y comodidad a pieles muy secas, suelen dejar residuo lipídico sobre la piel, no terminan de absorberse, lo que puede gustar a pieles deshidratadas o ser necesario en climas

muy fríos, en cambio en pieles mixtas puede resultar muy molesto.

Tipos de pieles: secas o normales.

— **Fluido hidratante o Cremigel.** Contienen alrededor de un 20-30% de aceite, son texturas muy ligeras, que se absorben en seguida, no dejan residuo sobre la piel y suelen formularse para ser no comedogénicas.
Tipos de pieles: normales, mixtas y grasas.

— **Gel o emulgel.** Son los que menos lípidos contienen, (2-3%) y no contienen tensioactivos (recordad que pieles con cuperosis o muy sensibles no los toleran).
Tipos de pieles: perfectos para pieles sensibles mixtas o grasas. Las sensibles secas pueden complementar estos productos con un aceite o buscar ingredientes oclusivos como el hialurónico.

Después estarían aquellos productos que complementan a las hidratantes.

¿Para qué sirven?

Algunos tónicos contienen ingredientes exfoliantes (ácido salicílico o glicólico, por ejemplo), otros llevan algún antioxidantes o incluso algún elemento hidratante que forma una capa sobre la piel, pero diría que su principal función es humectar la piel y favorecer la absorción de los siguientes productos que apliquemos.

¿Son necesarios? ¿Debo incluirlos en mi rutina?

No, son prescindibles y si bien ayudan o pueden ayudar a mejorar la absorción de los tratamientos que apliques después, dichos tratamientos han sido formulados y pensados para utilizar solos, así que técnicamente no necesitas un tónico, una bruma o una *essence*.

Brumas hidratantes o *mists*

Sprays faciales con algo de hidratación. No aportan apenas nutrientes, ni protegen la piel, principalmente refrescan. Las aguas termales simplemente son agua.

Tipos de pieles: grasas jóvenes, mixtas jóvenes (para usar por las noches).

Tónico

Producto completamente líquido con base acuosa o alcohólica.

Tipos de pieles: si llevan alcohol, solo lo tolerarán las pieles jóvenes muy resistentes; si son sin alcohol pueden ser para cualquier tipo de piel.

Essence

A medio camino entre una sérum y un tónico, algo más viscosas, las *essence* se pueden aplicar bien con las manos y pueden incluir algún ingrediente de fase grasa. Tienen más extractos que un tónico.

Tipos de pieles: todas.

Sérum

Químicamente, la palabra sérum no existe, es un concepto creado por el *marketing*, así que cada marca puede hacer lo que quiera y formularlo como le parezca, por eso igual os encontráis un aceite facial que dice ser un sérum.

Suelen formularse para potenciar el efecto de un determinado ingrediente y para potenciar la absorción de este, por eso se suele decir que son más efectivos que una hidratante. Personalmente no estoy de acuerdo, dependerá del sérum, de la hidratante... demasiadas variables... Resumiendo: una hidratante puede ser igual de efectiva que un sérum.

Tipos de pieles: grasas si se usa en lugar de la hidratante y seca si se usa en combinación con otro producto más untuoso. Sensibles siempre y cuando no vayan cargados de aceites esenciales y perfumes.

¿Cuál es la diferencia entre un sérum y un *booster*?
Ninguna, hay que seguir vendiendo y en Corea triunfan los *boosters*. Siendo justa, un *booster* supuestamente está más concentrado (menos agua, más activos) y está diseñado para ser mezclado o utilizado con una hidratante, pero a efectos prácticos, son lo mismo.

¿Necesito incluir sérum en mi rutina?
NO. Sin embargo, hay algunas razones por las que podría ser interesante que probarais un sérum.

Sustituir hidratante por sérum. Suele gustarle a pieles grasas o mixtas en verano, ya que su textura es muy ligera (yo lo hago o lo intercalo con una hidratante).

> NO ES RECOMENDABLE SUSTITUIR LA HIDRATANTE POR SÉRUM DE FORMA INDEFINIDA. LA PIEL NECESITA FASE GRASA, ÁCIDO LINOLEICO, PRESENTE EN ACEITES. SI DESHIDRATAMOS LA PIEL PUEDE PRODUCIR MÁS GRASA

— Tratamiento puntual. Cuando quieres usar un ingrediente, pero no a diario, por ejemplo, un sérum de ácido salicílico una vez a la semana para limpiar o vitamina C de forma esporádica.
— Rutina facial de pieles deshidratadas. A veces encuentras una hidratante que te funciona, te hidrata, no te saca granos, pero sigues notando tirantez. Para mantener la hidratante puedes utilizar un sérum de hialurónico que ayuda a retener la hidratación.
— Complemento del protector solar. Este es quizás el uso que me parece más interesante. Los solares suelen centrarse mucho en los filtros y poco en el resto de la fórmula; algunos solares ofrecen buena textura, buena protección, pero no incluyen ingredientes de tratamiento o antioxidantes. En este caso podría ser una buena idea aplicar una sérum y después el protector solar.

¿Es mejor la *essence* que el tónico?
Sí, generalmente son fórmulas más completas e hidratantes. La única excepción serían los tónicos exfoliantes.

Texturas de rápida absorción

Es común buscar texturas de rápida absorción, especialmente en pieles grasas o aquellas que desean aplicar maquillaje u otros productos después. Las texturas que más rápido se absorben son aquellas que contienen mayor porcentaje de agua, es decir *essence*, sérum, geles y algún emulgel.

¿Qué ingredientes buscar en texturas ligeras?

Esteres. Son ingredientes que acaban en *-ate* como *Propylheptyl caprylate, coco caprylate, ethyl hexanoate*, aunque para ser justos hay varios emulsionantes que acaban en *-ate* y son eso emulsionantes no emolientes.

Caprylic/capric tryglyceride es un clásico, si contiene este ingrediente es un acierto seguro de textura ligera.

Dicaprylyl ether es otro ingrediente que funciona como susutituto de las siliconas que da texturas muy liegras.

Siliconas volátiles son una garantía siempre

Otros ingredientes que aligeran sin resecar son los glicoles. Ejemplos: Propylene glycol, propanediol

Toque seco

Un *claim* clásico en solares. Todas la pieles mixtas y/o grasas odiamos los protectores solares cremosos que dejan residuo grasiento y la piel brillante como una bombilla.

La realidad es que los filtros solares orgánicos (o químicos) son solubles en fase grasa e incluso algunos de ellos son de por sí realmente grasientos. Por suerte, de un tiempo a esta parte, las fórmulas de los solares han conseguido mejorar, mucho; han salido al mercado texturas más frescas y lo que cada vez es más popular son los solares con «toque seco».

— ¿Qué significa toque seco?

Son productos de una absorción muy rápida, apenas se pueden masajear, se quedan muy fijos y se funden con la piel, tienen un acabado muy mate.

— ¿Cómo se consigue el toque seco?

La rápida absorción de una hidratante se puede conseguir utilizando fase grasa muy ligera, de rápida absorción y con efecto toque seco; utilizando muy poca fase grasa (en el caso de los solares es casi imposible); con texturizantes o ingredientes matificantes: silicas, esferas de nylon. O se puede aligerar la textura utilizando alcohol.

—¿Qué llevan los solares toque seco?

La mayoría son emulsiones *water in silicone* en vez de las clásicas *oil in water.* Por eso dejan un efecto de textura aterciopelada al instante, nada grasienta ni pegajosa. También suelen llevar silicas, buscad entre sus ingredientes «silica».

— ¿Resecan la piel?

A no ser que lleven grandes cantidades de alcohol, no, no suelen resecarla, ayudan a mantener la piel hidratada y cumplen perfectamente su función, proteger del sol.

Los ingredientes matificantes sí pueden resecar un poco, pero si están bien formulados, no deberían. Si tenéis tendencia a la deshidratación os recomiendo no abusar de cosméticos con silicas. Existen otros ingredientes, polímeros como el methyl metthacrylate crospolymer (PMMA), que absorben selectivamente solo el sebo y nada de agua de nuestra piel, estos matifican sin resecar. [42]

— ¿Inconvenientes?

Se absorben tan rápido que apenas permiten masajear, si no queréis parecer una cebra hay que ir rápido para no dejarse trocitos de piel sin protector.

Matificantes

Uno de los problemas de las pieles grasas es que el exceso de sebo disminuye el tiempo de duración del maquillaje. Los acabados mate brillan por su ausencia y los poros en la zona de la nariz y las mejillas están dilatados y se ensucian con facilidad.

Por un lado, ingredientes que absorban o absorban el exceso de sebo que se vaya produciendo: kaolín, perlite, aluminum silicate.

Emolientes muy ligeros, siliconas volátiles: cyclopentasiloxane, cyclohexasiloxane, glycerin (no muy arriba).

Otros ingredientes que suelen llevar las hidratantes o prebases matificantes son ingredientes que disimulen los poros, las siliconas ayudan: dimethicone (qué no esté muy arriba en la lista), siliconas volátiles que he comentado antes y *nylon spheres.*

Y ya si contiene ácido salicílico que desincrusta y mantiene los poros limpios, sería estupendo.

Aceites secos

Son un tipo de aceites o preparaciones a base de aceites que se absorben rápidamente, dejando una sensación muy ligera en la piel, evitando que esta se quede pegajosa.

— **¿Por qué se absorben rápidamente?**

Debido a su composición, contienen aceites y compuestos astringentes. Compuestos como la manteca de mango o el aceite de uva ricos en taninos, el aceite de macadamia, el de avellanas o ésteres de cadena corta como el isopropyl palmitate, que son emolientes astringentes, entre otros cumplen con esa definición. Los taninos contraen la piel, los ésteres reducen la sensación grasienta consiguiendo que la fórmula se absorba mejor. También es común incluir siliconas volátiles que ayudan a que el producto sea ligero.

— **¿Hidratan menos que el resto de aceites?**

No, en principio un aceite seco no tiene porqué hidratar menos, habrá de todo claro, dependerá del producto en concreto. Dejando a un lado que suelen llevar ingredientes emolientes no astringentes, que aportan hidratación, los compuestos astringentes no tienen por qué hidratar menos. Por ejemplo, la manteca de mango contiene ácidos grasos por lo que es muy emoliente. Sin duda la sensación que dejan en la piel es diferente, no dejan esa capa aceitosa tras su aplicación.

Me he centrado en los aceites secos porque comercialmente son más conocidos, pero incluir compuestos con propiedades astringentes es muy común en diferentes preparaciones hidratantes, tanto mantecas como hidratantes fluidas, especialmente en productos faciales donde el consumidor busca texturas ligeras y que se absorban con rapidez.

Qué buscar en texturas más emolientes

Aquellas pieles que buscan justo lo contrario, bien porque son secas o porque prefieren texturas más emolientes, simplemente deben optar por aceites (que no indiquen seco), cremas o algún emulgel. Deben evitar las indicaciones «toque seco», la presencia de alcohol entre los primeros ingredientes y buscar alguno de estos ingredientes entre los primeros de la lista: octyldodecanol, manteca de karité, mineral oil, cetearyl o stearyl alcohol (es un alcohol graso, lejos de resecar es muy hidratante), Butyrospermum Parkii Butter, cera de abejas, aceite de argán, de almendras o de jojoba (muy arriba), urea.

Pueden contener las fases grasas ligeras que he comentado previamente, se añaden para mejorar textura, pero al contener emolientes muy pesados, dejarán confort en la piel.

Recordad que esto solo son unas pautas, pueden existir mil excepciones y que la única forma 100% segura de acertar es probando y que, por supuesto, la textura será importante siempre y cuando vaya acompañada de ingredientes realmente eficaces. Más información en Ingredientes TOP.

Creando una rutina. ¿Doble limpieza?

De nuevo el mercado nos inunda con múltiples formatos, un resumen rápido.

- **Jabón sólido.** Jabón natural cuyo principal ingrediente es un surfactante aniónico derivado del ácido carboxílico; tienen un pH=9-10. Ninguna piel debería utilizarlos de forma habitual. Los reconoceréis porque en el INCI indica un aceite y sodium hydroxide.
- **Syndet.** Jabón sin jabón. Presentan la misma forma que los anteriores, pero son una forma mejorada y mucho más

respetuosa con la piel; no resecan, pues tienen menor detergencia y tienen un pH mucho menor. Los reconoceréis porque indica la palabra syndet o sin jabón, también se les llama pan limpiador.

Tipos de pieles: normales o secas.

• **En barra**. Parecido a los syndets pero suelen llevar mayor carga de fase grasa, aceites y otros activos, no resecan.

Tipos de pieles: secas o cualquiera si no se usan a diario.

• **Gel limpiador.** Productos jabonosos. Si escoges uno que no reseque será perfecto para limpiar y/o desmaquillar.

Tipos de pieles: pieles mixtas-grasas.

• **Espuma limpiadora**. Suelen llevar tensioactivos más suaves, son líquidas y se transforman en espuma gracias al envase.

Tipos de pieles: pieles mixtas-grasas o sensibles (según la fórmula).

• **Aceite espumante.** Son un invento marketiniano. La realidad es que apenas llevan fase grasa, son simples espumas limpiadoras.

• **Oleogel.** Perfectos para limpieza corporal de pieles secas, alta carga de fase grasa que mantiene piel humectada y flexible tras la limpieza.

Tipos de pieles: pieles secas y sensibles (siempre que no presenten intolerancia a sulfatos).

• **En polvo.** Suelen contener arcilla y otros materiales abrasivos que además de limpiar exfolian. Perfectos para los amantes de la cosmética natural.

Tipos de pieles: pieles grasas resistentes a la fricción.

• **Agua micelar.** Gel limpiador con tensoactivos de menos detergencia y consistencia acuosa. No es necesario aclarar el producto porque queda retenido en el algodón. Es recomendable aclararlo en pieles intolerantes ya que pueden quedar restos. Pieles secas o cualquier tipo de piel que requiera poca limpieza y tolere el uso del algodón. Que tengan cuidado las sensibles. No debería ser un producto de uso diario; si nos maquillamos y usamos protector solar, no limpia lo suficiente.

• **Crema lavante.** Producto jabonoso con mayor porcentaje de fase grasa que el gel o la espuma limpiadora y con surfactantes de baja detergencia e irritabilidad.

Tipos de pieles: pieles mixtas o sensibles.

• **Leche limpiadora.** Producto de limpieza, con mayor porcentaje de fase grasa que la crema lavante. Deja residuo lipídico en la piel, no deja sensación de frescor y apenas contiene surfactantes. Debe retirarse con agua y con la ayuda de un algodón o una muselina. Las pieles muy sensibles pueden usar las manos.

Tipos de pieles: pieles sensibles o secas

• **Manteca desmaquillante.** Producto sin agua o con un bajo porcentaje de agua, contiene surfactantes para emulsionar el producto y eliminarlo de la piel. Perfecta para eliminar filtros solares resistentes o maquillajes *waterproof.* Deja residuo lipídico en piel y no deja sensación de frescor.

Tipos de pieles: pieles muy maquilladas y/o con protección solar o pieles secas.

• **Aceite desmaquillante.** Aceite con bajo porcentaje de surfactantes/emulsionantes. El mejor producto para deshacer maquillajes *waterproof*; al ser líquido facilita el desmaquillado, especialmente en zonas más complicadas como las pestañas.

Tipos de pieles: piel seca o normal maquillada.

• **Aceite.** Puede deshacer el maquillaje y la suciedad, pero debería retirarse con agua micelar y ayuda mecánica.

Tipos de pieles: piel seca resistente, la acción mecánica puede irritar.

UN GEL PUEDE ELIMINAR UN PROTECTOR SOLAR Y ALGO DE MAQUILLAJE SIN PROBLEMAS, AUNQUE SON MEJORES LAS MANTECAS Y ACEITES. SIEMPRE ES MEJOR QUEDARSE CORTOS EN LIMPIEZA Y SI VEMOS QUE SE ENSUCIAN LOS POROS, AÑADIR UNA MASCARILLA DE ARCILLA

• **Limpiador SR/NR.** Soy terrible creando términos «marketinianos» pero ahí voy. Os voy a agrupar espumas, geles, syndets y pastillas de jabón en dos grandes grupos, basándome en su composición: los limpiadores SR (sí resecan) y los NR (no resecan).

• **Limpiador SR.** Surfactantes: sodium Lauryl sulphate, coco sulphate, amonium lauryl sulphate, sodium myreth sulphate, sodium coco sulphate.

No contiene ninguno de estos ingredientes para contrarrestar: glycerin, aceite.

Contiene: aceites esenciales a discreción y alcohol

pH> 5. Las pastillas de jabón natural son muy alcalinas y pueden resecar e irritar nuestra piel si se usan con continuidad.

• **Limpiador** NR.

De pH=5 o inferior

Surfactantes: decyl glucoside, Betaines, Sulfonates, Sulfosuccinate, Isethionate, Glutamate,(ejemplo, sodium cocoyl glutamate) Sarcosinate, Hydroxysultaine, Taurate, Cetearyl alcohol.

*Sodium laureth sulphate (bien formulado puede no resecar).

Contiene: glycerin, aceite hydrogenated castor oil, colestherol, niacinamide, extractos antiox.

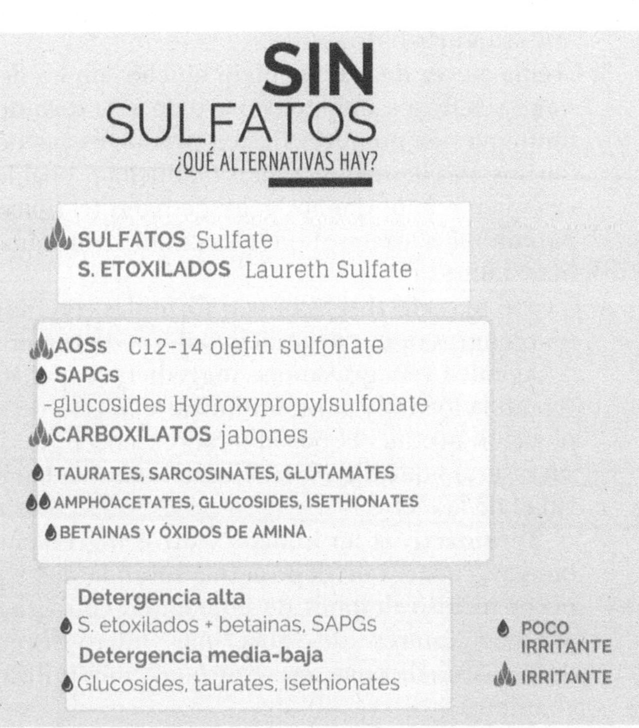

Solo es una guía, puede haber múltiples excepciones. Ante la duda, tendréis que probar. Por ejemplo, hay varios geles con sodium laureth sulphate que bien formulados no resecan.

Aquellos a los que os preocupe encontrar un jabón corporal que no reseque, estos son algunos consejos para no equivocarse comprando.

¿Cómo comprar un gel de ducha que no deje la piel tirante?

1. **Tensioactivos suaves:** por supuesto, el poder detergente de un champú o gel vendrá determinado por los tensioactivos que contenga. Las alternativas a los sulfatos siempre serán menos detergentes que el típico Sodium Lauryl Sulphate.

2. **Texturas cremosas y blanquecinas:** aunque el aspecto del producto no es ninguna garantía, se añaden espesantes y opacificantes para conseguir este efecto y que pensemos que un producto hidrata más. Por norma general, los productos cremosos se formulan para que sean más hidratantes.

3. **Crema en vez de gel:** me meto mucho con los de *marketing* y sus frases ambiguas, pero en este caso debo admitir que los nombres de los productos pueden ayudarnos. Las llamadas cremas de ducha probablemente resequen menos que los geles de baño (el típico transparente); los aceites de ducha también suelen ser más hidratantes.

4. Pero lo más efectivo es buscar fórmulas con ingredientes reengrasantes y acondicionadores de la piel.

   Agentes reengrasantes: ingredientes que se incluyen en la fórmula para minimizar el efecto de la deslipidación producida por el lavado, es decir, el «limpiar sin resecar» que digo yo; mejoran la elasticidad y la suavidad de la piel.

   Tensioactivos no iónicos y otros ingredientes sustantivos capaces de depositarse sobre la piel y permanecer incluso después de enjuagarla con agua como algunos ésteres de glicerina, micro-dispersiones de ceras o siliconas; estas últimas muy utilizadas en champús.

PEG-7 Glyceryl cocoate (aporta sensorialidad), Micro dispersiones de Cetyl Palmitate, Glyceryl Oleate (favorece elasticidad y suavidad de la piel).

En este caso, un último consejo que a mí nunca me ha fallado: aceites de ducha siempre con MIPA laureth sulfate y un alto contenido en aceites. Al haber una menos oferta de productos corporales, todo se simplifica y es más fácil acertar.

Por qué la doble limpieza no es para todas las pieles

La doble limpieza se basa en utilizar un limpiador con base oleosa primero y después un segundo limpiador con tensioactivos. Defiende la necesidad de usar dos productos diferentes, uno para eliminar los residuos o impurezas oleosas de nuestra piel y otro para eliminar la polución y los posibles residuos restantes.

Creo que la doble limpieza puede funcionar para algunos tipos de piel y en algunas situaciones, pero recomendaría usarla con cautela.

> UTILIZAR DOBLE LIMPIEZA DOS VECES AL DÍA
> ES EXCESIVO E INNECESARIO

Usarla en la limpieza nocturna, con la combinación de productos adecuados, no tiene porqué ser perjudicial e incluso puede resultar ventajosa.

Evaluemos la situación por tipos de piel:
— **Grasas y mixtas:** si son pieles bastante maquilladas y/o con protector solar resistente al agua, podrían usar una leche limpiadora y después un agua micelar o un gel limpiador suave. Si son mixtas, incluso sustituir la leche limpiadora por aceite o aceite limpiador. Si únicamente llevan protector solar, con un buen aceite desmaquillante creo que sería suficiente; si usan solo aceite podrían ayudarse después de un agua micelar.

— **Secas y mixtas:** en este caso, quizás sería conveniente ser más prudente. Yo no usaría gel limpiador, lo sustituiría por leche o aceite y luego agua micelar.
— **Pieles sensibles:** creo que lo más adecuado son las leches limpiadoras y tal vez un tónico después. Hablo siempre partiendo de la base de que es una piel sensible, pero sin problemas; pieles con rosácea o altamente sensibles considero que deben quedar en manos de dermatólogos.

En resumen: dependerá de las necesidades de cada uno y de lo que cada piel sea capaz de aguantar. No debéis resecar vuestra piel y empeñaros en realizar una doble limpieza cuando esta no la necesita; si veis que se reseca, se irrita o cualquier otro signo de rechazo, no uséis dos productos, usad uno.

El agua micelar es un producto ligero, pero tampoco hay que abusar. Si usáis un gel jabonoso y vuestra cara ya está suficientemente limpia, no es necesario usar luego agua micelar. Si creéis que la necesitáis adelante, pero usarla por usar tampoco.

CONSEJOS DE LIMPIEZA
1. NUNCA DEBES NOTAR LA PIEL TIRANTE, SI ES ASÍ DEBES USAR UN PRODUCTO QUE LIMPIE MENOS.
2. SIEMPRE HUMEDECE PRIMERO TU PIEL Y EMULSIONA EL PRODUCTO EN TUS MANOS, ASÍ APLICARÁS LA ESPUMA Y NO EL JABÓN DIRECTO.
3. UTILIZA UNA ESPONJA PARA CONSUMIR MENOS PRODUCTO, PERO OBTENER SIEMPRE ESPUMA, INCLUSO EN AQUELLOS PRODUCTOS QUE APENAS HACEN ESPUMA.
4. CUANTO MENOS PRODUCTO UTILICES, MENOS RESECARÁS.
5. EL AGUA SIEMPRE TEMPLADA, NUNCA CALIENTE; LA CALIENTE AYUDA A DESLIPIDIZAR.
6. HIDRATA DESPUÉS SI TU PIEL LO NECESITA.

Creando una rutina. Incluir antioxidantes

¿Por qué introducir antioxidantes en mi rutina?

La piel contiene antioxidantes de forma natural, vitamina E entre otros, puesto que su función es protegernos del mundo exterior y eso incluye protegernos de los radicales libres. Así que parece lógico ayudarla aplicándonos una capa extra de antioxidantes.

— Potencian la protección solar de los filtros orgánicos e inorgánicos y protegen contra el daño oxidativo. Y ayudan a revertir el daño causado por las radiaciones solares (un poco, milagros no hacen).
— La mayoría tienen propiedades antiinflamatorias, reducen rojeces.
— Ayudan a combatir los radicales libres causantes de un prematuro envejecimiento de la piel.
— Algunos además poseen otras propiedades que ayudan a recuperar la luminosidad en la piel (vitamina C), estimular la producción de colágeno (retinol) o incluso supuestamente ayudan a difuminar pequeñas manchas y a renovar la piel (ácido kójico).

Antioxidantes más utilizados en cosmética

Existen muchísimos extractos de plantas, aminoácidos y otros compuestos con propiedades antioxidantes. A continuación, os detallo algunos de los más conocidos y utilizados.

— **Vitamina C.** Ácido ascórbico, Ascorbyl palmitate, Sodium Ascorbyl Phosphate, Tetrahexyldecyl Ascorbate... La vitamina C (ácido ascórbico) es muy antioxidante e inestable y se oxida con el aire y la luz con mucha facilidad; por ello, a menudo, se recurre a derivados más estables. Ayuda a recuperar la luminosidad natural de la piel, tiene un cierto efecto blanqueante. Perfecta para pieles apagadas o dañadas por el sol.
— **Vitamina E**. Tocopherol, Tocopheryl acetate. Son solubles en fase grasa, la mayoría de las veces se incluyen en la fórmula para evitar que los aceites se oxiden. Si tenemos suerte, a nuestra piel también le llegará algo. Perfecta para pieles secas o deshidratadas, ayuda a retener la hidratación.
— **Retinol.** Derivado de la vitamina A, ayuda a limpiar los poros, mejora la textura y el tono de la piel. Es el ingrediente, pues es muy efectivo y los resultados son claramente visibles en semanas. Puede penetrar en la piel

y ayuda con la renovación de esta, por lo que también
puede ayudar a reducir los signos de la edad (marcas
de expresión y pequeñas manchas). Para pieles acneicas, maduras o dañadas por el sol.
— **Niacinamida.** Magnífico antioxidante que además es
antiinflamatorio ayuda a regular el exceso de sebo y a
reducir la pérdida de agua transepidérmica, es decir,
a mantener la hidratación. Para todos los tipos de pieles, especialmente para mixtas-grasas o con tendencia
acneica.
— **Polifenoles.** Se encuentran en plantas y vegetales, dentro de los polifenoles se incluyen taninos hidrolizables
que son hidratantes y flavonoides entre otras familias
químicas. Presentan propiedades antiinflamatorias y,
por supuesto, antioxidantes. Uno de los más conocidos
son los polifenoles del té verde, que protegen de los
daños causados por las radiaciones UV. Para todos los
tipos de pieles, especialmente para fototipos claros o
extremadamente sensibles al sol. Buscad extracto de té
verde o negro en vuestros protectores solares.
— **Cafeína.** Lo bueno o malo de la cafeína, según se vea,
es su facilidad para ser absorbida por la piel; que se absorba implica que su efectividad será mayor. También
ayuda a estimular la circulación. Para pieles maduras
y/o congestionadas.

¿Efectivos?

A nivel superficial pueden ayudar a combatir los radicales libres y
actuar como antiinflamatorios, pero por supuesto, cuánto más se
absorban en piel, mayor efectividad obtendremos. Se pueden vehiculizar liposomándolos, lo que además evitará su oxidación o
mediante el uso de glicoles o alcohol. Si realmente la fórmula consigue vehiculizarlos bien, podremos combatir algunos efectos del
envejecimiento, elasticidad, falta de luminosidad y mejora de la hidratación (síntesis y producción de colágeno).

La fabricación, el envasado y el conjunto de la fórmula también
afectarán a la efectividad del producto. Un sérum de vitamina C
en un envase transparente será poco o nada eficaz. Influyen di-
versos factores y aunque siempre es bueno que vuestros cosméticos contengan antioxidantes, no siempre se incluyen pensando en

el consumidor, sino en conservar la fórmula, no a nivel microbio-
lógico, sino para preservar las propiedades organolépticas (color,
olor), ya que evitan que determinados aceites se enrancien.

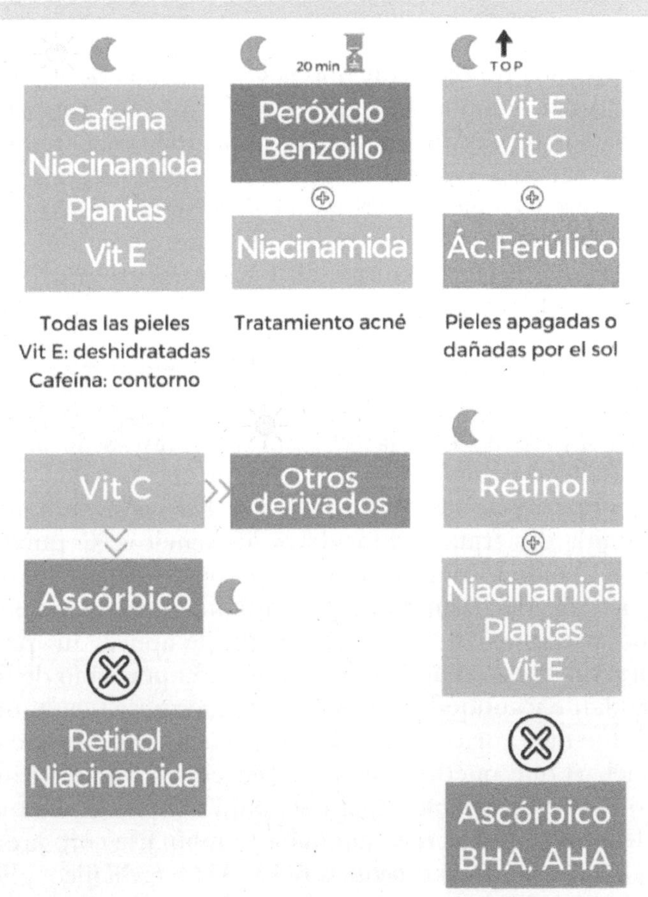

Combinar varios productos centrados en uno o más ingredientes activos es una buena forma de personalizar la rutina facial y encontrar la solución que más se adapte a nuestras necesidades.

Extractos antioxidantes de plantas (plantas). En cosmética se utilizan multitud de extractos vegetales con propiedades antioxidantes, como el extracto de té verde rico en polifenoles que ya comentamos. Se pueden combinar con cualquiera de los siguientes antioxidantes y son aptos para todas las pieles. Noche y/o día. Otros ingredientes con los que se puede combinar: ceramidas, hialurónico, colágeno, aceites, panthenol, básicamente con cualquier producto que hidrate.

Cafeína. Cafeína + Plantas + Niacinamida. Para pieles maduras o contornos de ojos con bolsas y problemas de circulación. Noche y/o día. Recomiendo intercalar productos con cafeína y productos sin, especialmente en el contorno de ojos, ya que es un activo que penetra en la piel. En principio no tiene por qué sensibilizarla, pero es mejor combinarla con otros ingredientes. Otros ingredientes con los que se puede combinar: ceramidas, hialurónico, colágeno, aceites, panthenol, y básicamente con cualquier producto que hidrate.

Niacinamida. Niacinamida + Plantas + Glicólico / Salicílico (en porcentajes muy bajos). Para pieles mixtas y grasas. Productos con ácidos, pero no tipo *peeling*, sino hidratantes de uso diario con un 0,5% de salicílico, por ejemplo, que regulan la aparición de imperfecciones. Noche y/o día. Peróxido de benzoilo + Niacinamida. En tratamientos de pieles acneicas, se puede utilizar por las noches un producto con peróxido de benzoilo y después uno con niacinamida que desinflama, pero es recomendable esperarse unos 20-30 minutos antes de aplicar un producto con antioxidantes (como la niacinamida). El peróxido de benzoilo es oxidante y aunque sus radicales son cortos y tienen un efecto oxidante muy corto, no tenéis que preocuparos porque os oxide la piel. Sí que puede reducir la eficacia de los antioxidantes, por eso es recomendable esperarse, para obtener la máxima eficacia de ambos. NO es recomendable combinarla con: productos ácidos, ácido ascórbico o *peelings* BHA, AHA (salicílico, glicólico, kójico...). A pH bajos y en disoluciones acuosas la niacinamida se hidroliza y se convierte en niacina. La niacina puede irritar la piel, bueno más que irritarla enrojecerla. Es muy difícil cuantificar cuánta niacinamida podría transformarse en niacina y si la reacción se daría en todos los casos, de hecho, hay productos que combinan salicílico y niacinamida sin problemas, pero bueno. Personalmente tengo mis dudas de que realmente se dé la reacción, pero supongo que lo ideal es no utilizar productos con niacinamida encima de un producto ácido. Otros ingredientes con los que se puede combinar: ceramidas, hialurónico, colágeno, aceites, panthenol y básicamente con cualquier producto que hidrate.

Vitamina E. Ya he comentado que se puede utilizar en combinación con prácticamente cualquier otro antioxidante; además es liposoluble, no afecta al pH del producto. Vitamina E + Ácido Ascórbico + Ácido ferúlico. Es la combinación ganadora, potencian sus efectos antioxidantes, el ferúlico mejora la estabilidad de ambas vitaminas, ya que también es antioxidante. Una combinación perfecta para pieles envejecidas, apagadas o dañadas por el sol. Otros ingredientes con los que se puede combinar: ceramidas, hialurónico, colágeno, aceites, panthenol, y básicamente con cualquier producto que hidrate.

Vitamina C. Lo principal es distinguir entre productos con ácido ascórbico y productos con derivados de vitamina C liposolubles tipo ascorbyl palmitate. Los productos con ácido ascórbico son o deberían ser muy ácidos para ser efectivos, pH=3,5 aproximadamente. El resto tienen un pH normal, pongamos entre 5 y 6. La forma más eficaz es utilizar productos con vitamina C liposomada y/o en envases opacos o tintados y lo más cerrados posibles; si pueden ser tipo viales o ampollas de un solo uso mejor. NO es conveniente combinar el ácido ascórbico con retinol debido a la diferencia de pH; lo óptimo sería utilizar ascórbico y retinol en noches alternas.

Retinol. Retinol + Plantas + Niacinamida. Para pieles maduras o normales que buscan un extra de antioxidantes y beneficiarse de las bondades del retinol. Noche. No recomendaría utilizarlo junto con *peelings* de BHA/ AHA o con ascórbico, no tanto porque la diferencia de pH pueda interferir en la efectividad de ambos, hecho que aún no tengo claro del todo, sino porque creo que un *peeling* funciona mejor con activos simplemente hidratantes o antinflamatorios, tipo hialurónico o panthenol, más que con retinol. Si queréis utilizar ambos podéis optar por alternarlos o incluso combinarlos en diferentes temporadas con ascórbico. Otros ingredientes con los que se puede combinar: ceramidas, hialurónico, colágeno, aceites, panthenol, y básicamente con cualquier producto que hidrate. Lo ideal es utilizar antioxidantes en la rutina facial nocturna porque es cuando la piel se dedica más a reparar que a proteger, pero algunos ingredientes también se pueden utilizar por el día. Retinol y vitamina C siempre es mejor usarlos durante la noche porque al exfoliar la piel o ayudar a renovarla siempre pueden sensibilizarla frente al sol. Y sí hay cremas de día con retinol o vitamina C o que incluso incluyen SPF, si el propio producto está pensado para usarse durante el día, no tengáis miedo y aplico el mismo razonamiento para combinaciones de ingredientes que he dicho que no son recomendables.

Creando una rutina.
Interacciones ácidos

Los productos con ácidos contienen un bajo pH y se utilizan para exfoliar la piel, lo que significa que deben utilizarse con cautela. Lo recomendable es introducirlos de forma paulatina en nuestra rutina facial y no sobreexfoliar la piel.

Al ser productos que la pueden irritar y sensibilizar se recomiendan las siguientes pautas:
— Utilizar exfoliantes faciales siempre de noche, justo después de la limpieza.
— Empezar aplicando el producto una noche a la semana e ir aumentando de forma gradual, hasta llegar a una aplicación rutinaria.
— Es más importante la constancia que el %, es mucho más recomendable y útil aplicar un producto con un bajo porcentaje de forma constante, así evitamos irritación.
— Probar en una zona pequeña de la piel y esperar para ver si se enrojece o irrita.
— Si la piel presenta signos de irritación, escozor o picor no se debe continuar utilizando el tratamiento.
— Los ácidos NO son para todas las pieles.

La frecuencia y el porcentaje de uso de ácido dependerá del estado de vuestra piel, de lo resistente que esta sea y de cómo esté formulado el producto. Hay productos diseñados para utilizarse a diario y otros que solo se recomienda utilizar una vez a la semana.

PAUTAS INICIALES
Como norma general se podrían seguir estas pautas,
pero deben adaptarse en función de la piel, el producto
y la situación.

A DIARIO: productos con % de ácido inferiores al
5%. Suelen estar formulados como hidratante o geles
hidratantes.

SEMANALES: productos con % de ácido entre 7-10%.
Suelen estar formulados en formato sérum, también
hay hidratantes.

QUINCENALES: productos con % de ácido superior al 10%.
Solo para pieles muy resistentes, pueden ser en formato
mascarilla donde la marca indica el tiempo de uso o bien
en cualquier otro formato (hidratante o sérum).

¿Debo aplicar hidratante después del tratamiento exfoliante?
Si es un producto que se deja actuar durante solo unos minutos y después se retira No.

Si es un producto que se deja actuar toda la noche, sí se puede aplicar, pero tampoco es necesario; si notáis la piel tirante se puede aplicar una hidratante ligera o un aceite.

TIP para pieles sensibles
Aquellas pieles que no toleren bien los ácidos pueden optar por utilizar los productos a modo mascarilla, especialmente ácidos como el salicílico, que son muy agresivos, en vez de dejarlos actuar toda la noche. Se pueden aplicar sobre la piel limpia, dejar actuar treinta minutos, retirar después con agua e hidratar bien la piel.

Aplicar un aceite sobre el producto ayuda a reducir rojeces, y por supuesto utilizar un producto con niacinamida siempre al día siguiente de aplicar el tratamiento exfoliante; una piel bien hidratada se enrojece y se irrita menos.

Ácidos para pieles poco tolerantes: gluconolactona, láctico o mandélico.

Importante: la hidratante no debe contener ni retinol, ni otros ácidos, ni vitamina C pues podemos irritar la piel.

Layering. Orden de aplicación

En páginas anteriores ya hablamos del orden en que deberían aplicarse los productos de limpieza. Hablemos ahora de los productos diseños para utilizarse tras la limpieza.

Los asiáticos nos dicen que primero deben aplicarse los productos más ligeros, con menor porcentaje de fase grasa, y después los más oleosos, es decir, primero el sérum y luego la hidratante.

No obstante, la piel no funciona como una pared que recibe capas de productos y las deja sobre la superficie; es porosa y lo más probable es que los ingredientes y las fórmulas se acaben mezclando. Lo que está claro es que si queréis obtener el mayor beneficio de un producto siempre debéis aplicarlo sobre la piel limpia directamente.

> **Fórmulas que deberían aplicarse sobre la piel limpia:** producto exfoliante con ácidos o algún producto de tratamiento con retinol, vitamina C o antioxidantes siempre debería ir sobre la piel limpia.

> **Fórmulas que deberían aplicarse como último paso en la rutina facial:** aceites, hidratantes muy untuosas (con *mineral oil* o manteca de karité, por ejemplo), sérum de hialurónico…
>
> En resumen, productos que se aplican como paso final para que formen una capa sobre la piel y eviten la deshidratación.

¿Necesito usar un producto acuoso antes de aplicar un producto hidratante?

No, supuestamente una piel humectada es más permeable y podría potenciar el efecto del tratamiento que recibamos después, sin embargo, a fecha de hoy no he encontrado ni un solo estudio científico que apoye esta teoría y dado que la hidratante generalmente se aplica después de una limpieza con agua y que además está formulada con agua, no lo considero necesario.

Si aplicamos un aceite sí puede ser interesante humedecer la piel previamente, con agua o con alguna bruma facial.

¿Tengo que exfoliar la piel de forma periódica para mejorar la absorción?

Sí, no solo sirve para mejorar la textura y aspecto de la piel.

¿Tengo que ponerme hidratante antes del protector solar?

O en otras palabras, ¿puedo usar mi protector solar como hidratante? no es necesario usar hidratante antes del protector solar, de hecho, hay muchas hidratantes que incluyen protector solar, un 2 en 1, y en ese caso no tendría ningún sentido. Además, si tenéis la piel muy grasa, casi será imposible usar primero hidratante y luego protector solar. En la playa además no es recomendable, lo ideal es usar el protector solar directamente sobre la piel, para evitar que cualquier elemento como el perfume pueda causar alguna alergia. Pensad que en la playa las condiciones de calor y radiación solar son bastante extremas, directas y prolongadas.

En el día a día podéis utilizar hidratante y luego protector solar. He leído varios textos y opiniones de dermatólogos y parece que no se terminan de poner de acuerdo sobre el orden hidratante-protector, protector-hidratante, porque algunos comentan que ponerla antes puede interferir con los filtros químicos. A mi modo de ver, ponerla después no tienen ningún sentido, si utilizo primero hidratante es para no poner directamente los filtros físicos sobre mi piel o para que el protector solar no irrite mi piel, una piel previamente hidratada es más difícil de irritar.

EN CIUDAD, PRIMERO HIDRATANTE (SI ES NECESARIO)
Y LUEGO PROTECTOR SOLAR.
Y EN LA PLAYA, SIEMPRE DIRECTAMENTE
EL PROTECTOR SOBRE LA PIEL

Mascarillas (tipos y frecuencia uso)

Seré breve pero directa. El uso de mascarillas es prescindible, no son necesarias, pero personalmente las uso con frecuencia, son muy placenteras y bien escogidas pueden resultar útiles.

Os resumo los principales tipos:

Arcilla

Mi favorita, las uso con regularidad. Perfectas para limpiar piel y poros, especialmente en pieles mixtas y grasas.

Utilizada desde tiempos inmemorables como remedio terapéutico tópico u oral, se le atribuyen a la arcilla propiedades antiinflamatorias, antibacterianas, cicatrizantes, absorbentes, absorbentes y purificantes, entre otras.

En función de su composición, según los óxidos de hierro o trazas de otros minerales, se clasifica por colores; además, se suele asociar cada color a un tipo de piel, aunque el componente principal suele ser bentonita (bentonite) o caolín (kaolin).

Ordenadas de más astringente a menos (aunque esto depende muchísimo de la composición global, se suele seguir este orden): arcilla verde, arcilla blanca, arcilla roja o rosa, arcilla amarilla.

La rosa se formula para pieles más sensibles, suele contener más emolientes en su fórmula para no resecar la piel.

La amarilla se formula o para pieles con tendencia acneica (será más astringente) o para pieles secas (incluye emolientes).

En realidad, son todas muy parecidas, pero si tenéis tendencia a la deshidratación, aunque vuestra piel sea grasa, os recomiendo que probéis la rosa o la amarilla, ya que las otras os pueden resecar.

NO DEBEMOS ESPERAR A QUE SE SEQUEN COMPLETAMENTE EN NUESTRA PIEL, EN CUANTO EMPECEMOS A VER QUE CAMBIAN DE COLOR, LAS PODEMOS RETIRAR, YA QUE SI NO DESHIDRATAN. ES MEJOR USARLAS DE FORMA FRECUENTE PERO MENOS TIEMPO.

Carbón

Parecidas a las de arcilla, de hecho, suelen combinar arcilla y carbón activado. Limpian la piel y los poros, pero resecan menos que la arcilla. Aptas para pieles normales y mixtas.

Heating. Efecto calor

Es una mascarilla al uso, normalmente de arcilla o de carbón activado. No llevan agua, pero sí zeolitas, que son las que al entrar en contacto con la piel y absorber la humedad de su alrededor, generan esa sensación de calor.

Para limpiar pieles mixtas y grasas, especialmente los poros de la nariz.

Papel

Refrescan, hidratan la piel y le dan un aporte extra de antioxidantes. Lo bueno del papel es que ayuda a vehiculizar los activos, porque es una capa oclusiva. Aptas para todos los tipos de piel, pero cuidado las sensibles, pueden enrojecerse o irritarse un poco.

Muy poco *ecofriendly*. En general, deberíamos desterrar la cosmética monodosis por la cantidad de residuos que genera.

Peel-off

Son cremosas, pero se secan formando un film sobre nuestra piel que podemos retirar como si nos despellejáramos. Producen una sensación rara en la piel, refrescan, hidratan y exfolian física y ligeramente. Aptas para todos los tipos de piel, cuidado las muy sensibles, que el tirón no las irrite.

Gel. Hydrogel

Con un formato parecido a las de papel, pero con una textura más gelatinosa, más densa, se adhieren peor a la piel, pero son muy útiles para zonas específicas como las ojeras. Si las guardáis en la nevera refrescarán y desinflamarán más. Perfectas para pieles congestionadas u ojeras con bolsas.

Rubber Mask. De goma

El concepto es parecido a las *peel-off* pero la capa que se aplica es mucho más abundante y la textura no tiene nada que ver. Son más gomosas, como si nos pusiéramos una máscara de goma. Se utilizan mucho en spas y centros de belleza; las que se comercializan a nivel usuario se tienen que mezclar con la cantidad de agua adecuada, para que no quede ni demasiado líquida ni demasiado pastosa. Son bastante hidratantes, calman la piel, no exfolian, aptas para todos los tipos de pieles.

Self-Foaming. Espumantes

Pueden ser tipo mascarilla de arcilla o bien una textura más cremosa, jabonosa, que limpia con los típicos sulfatos. La gracia es que una vez aplicada, se hincha en nuestra piel, burbujeando y cambiando de textura. Limpian y purifican la piel. Simplemente ofrecen una sensorialidad diferente.

Sleeping. Mascarillas nocturnas

Son mascarillas hidratantes, normalmente en formato gel, que hidratan y refrescan la piel. Forman una capa sobre la piel y contienen glicoles, que vehiculizan los activos para dar un aporte extra de antioxidantes a nuestra piel durante la noche. Aptas para pieles mixtas, normales y grasas. Las secas pueden usarlas, pero es posible que necesiten aplicar encima un aceite, no son muy emolientes.

¿Con que frecuencia utilizarlas?

A no ser que en el envase indique explícitamente lo contrario, la frecuencia habitual de uso es una vez a la semana o cada quince días en el caso de las limpiadoras (arcilla o carbón) y en el caso de las hidratantes, se puede aumentar frecuencia. Analizando su fórmula son en realidad un sérum que impregna un papel o una hidratante más densa que nos dicen que usemos una vez a la semana.

¿Cómo utilizarlas?

Personalmente me gusta pasar un disco desmaquillante con agua micelar, aclarar con agua y después aplicar la mascarilla limpiadora (arcilla, carbón, espumante) y una vez retirada hidratar bien la piel.

En el caso de las mascarillas hidratantes (papel, *sleeping*) simplemente hay que aplicarlas después de la limpieza.

¿Y el *multimasking*?

El *multimasking* está de moda. «Usa dos mascarillas diferentes en tu cara, o tres o cuatro», nos dicen, una para el contorno, otra para la zona T y otra hidratante en las mejillas y esperaos que no les dé por hacer productos para las orejas.

Para mí, no tiene sentido, es una tendencia para venderte más productos, pero si os resulta agradable y efectivo, adelante con el *multimasking*.

MEJOR *PACKAGING*

Hoy en día existen multitud de envases diferentes, ya sabéis que no es lo que vendes si no cómo lo vendes y la realidad es que muchas veces compramos por los ojos, pero no quiero hablaros de la estética, sino de la funcionalidad de los envases.

Os los ordeno de peor a mejor según mis criterios de funcionalidad, practicidad y sobre todo mejor preservación del cosmético.

Frasco o tarro. El peor, en mi opinión, únicamente aceptable en mantecas o exfoliantes corporales muy viscosos que no puedan dispensarse con facilidad a través de un tubo.

Cómo funciona un envase airless

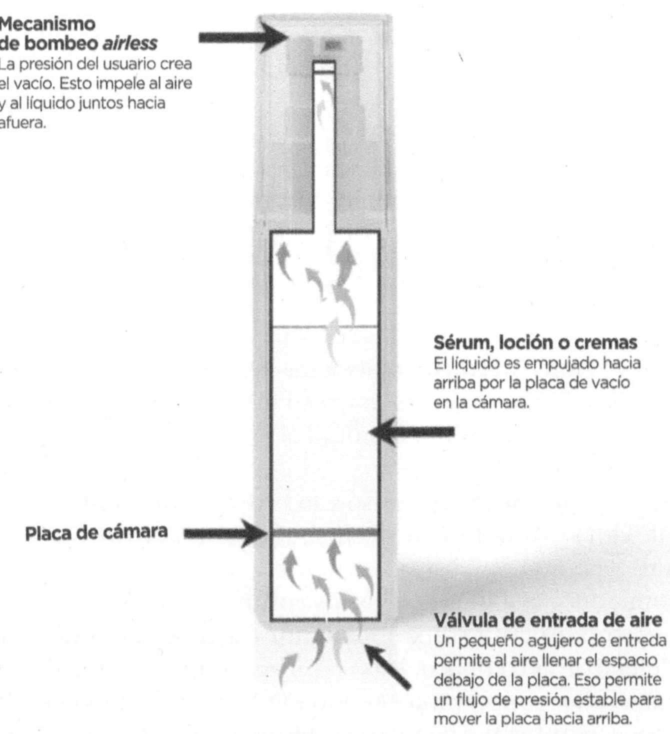

El producto queda completamente expuesto al medio ambiente y a nuestras manos constantemente, por eso las fórmulas siempre contienen mayor porcentaje de conservantes. Si buscáis una hidratante con antioxidantes, nunca os compréis un frasco por favor; al entrar en contacto con el aire se oxida el contenido, la única excepción son las hidratantes con activos encapsulados.

Tubos o envase con dosificador. Muy prácticos, más higiénicos que los tarros y conservan mejor el contenido. Adecuados para hidratantes y emulsiones fluidas.

Gotero. Alternativa a los tubos para productos muy fluidos, sérums y lociones que al ser tan líquidas no pueden dispensarse en tubo. Suelen ser de vidrio; siempre es preferible el tintado u opaco que evita la oxidación de su contenido

Airless. Perfectos, son una versión mejorada de los tubos, los envases a los que en mi opinión debemos aspirar. Adecuados para pieles sensibles o muy reactivas ya que al preservar el producto del exterior permiten disminuir el porcentaje de conservantes utilizados en la fórmula.

Monodosis. Muy poco ecológicas, generan mucho residuo, perfectas para fórmulas potencialmente oxidables, como la vitamina C en forma de ácido ascórbico, ya que solo exponemos el producto al medioambiente una única vez.

¿Vidrio, plástico o aluminio?

El vidrio es el más inerte, no reacciona con nada, pero no es práctico para viajes. El plástico es el material más versátil. Tanto el vidrio como el aluminio están muy limitados en cuanto a formas y no se puede fabricar un envase *airless* con ellos.

En mi opinión los mejores son los envases de plástico reciclable o de vidrio tintado con dosificador para aprovechar bien el contenido.

Resumiendo: evitad si podéis los cosméticos en tarro y en productos de tratamiento con antioxidantes siempre en monodosis o en su defecto gotero opaco, tubo o *airless,* nunca en tarro.

El tema de los conservantes es muy controvertido. Los cosméticos llevan conservantes porque deben pasar un test de microbiología conocido como *challenge test,* que verifica que la fórmula podrá ser utilizada durante el tiempo indicado con total seguridad y sin riesgo de contaminación bacteriológica. Pero los conservantes son un ingrediente para conservar la fórmula, no le aportan nada a nuestra piel, ni bueno, ni malo así que, si existe un tipo de envase que permite disminuir el porcentaje de conservantes, bienvenido sea, puesto que no son un activo de tratamiento para nuestra piel.

Depotar, cambiar de envase

Cuando se lanza un nuevo producto al mercado siempre se realizan pruebas de estabilidad con el envase definitivo, es decir, se guardan muestras de la fórmula envasada en nevera, ambiente y estufa a 40 °C. En algunas empresas también usan estufa a 50 °C. La finalidad de estas pruebas de estabilidad es estresar el producto y controlar su evolución durante meses; se verifica el estado del producto, que el envase no se hincha, que no exuda producto, que este mantiene su aspecto, textura y color y, especialmente, que no modifica sus propiedades.

Uno de los controles más habituales es verificar el contenido de conservantes. Algunos envases resultan no ser compatibles con la fórmula, puesto que los conservantes migran hacia el plástico y la fórmula puede quedar desprotegida.

> **SE REALIZAN TEST DE COMPATIBILIDAD DE LA FÓRMULA CON EL ENVASE. LO IDEAL ES NO CAMBIAR EL COSMÉTICO DE ENVASE**

Si debemos cambiarlo de envase, por ejemplo, porque nos vamos de viaje, no pasa nada, simplemente trasvasad una parte pequeña y consumidlo lo antes posible para garantizar que el cosmético conserva intactas todas sus propiedades.

¿Conservar en nevera?

No es necesario conservar ningún producto cosmético en la nevera a no ser que así lo requiera el fabricante. No obstante, puede ser beneficioso conservar los sérums que suelen venir en gotero en la nevera pues frenará la oxidación del cosmético. También es una buena idea guardar las mascarillas de tela monodosis, los contornos de ojos, los parches o incluso las brumas faciales o corporales ya que aportarán frescor extra a nuestra piel, en caso de pieles hinchadas puede potenciar el efecto descongestionante del cosmético aplicado.

LEYENDO LA ETIQUETA

Desnudar un cosmético significa ser capaces de despojar el *marketing* que lo adorna y leer los ingredientes que lo conforman antes de comprarlo, pues bien esos ingredientes son lo que se conoce como INCI (listado de ingredientes cosméticos). En el INCI encontraremos la composición completa de la fórmula, los ingredientes se reflejan en orden descendente hasta el 1%, a partir del 1% los ingredientes pueden aparecer desordenados.

Al final de la lista casi siempre aparecen los colorantes, los pigmentos, sean o no de interferencia (se identifican porque indican CI y un número) y los alérgenos que contenga el perfume. Las marcas están obligadas a declarar todos los alérgenos que contenga la fórmula, pero hay perfumes sin alérgenos, si no veis nombres tipo (*limonene, geraniol, citroneloll*), es que ese perfume es sin alérgenos.

5 pautas básicas para ver si un cosmético merece o no la pena

1. Productos de limpieza. Los productos de limpieza de base acuosa están formados por 70-90% de agua. Leyendo los cuatro primeros ingredientes ya veréis si vale o no el precio.
2. La regla del 1%. Los ingredientes se ordenan de mayor a menor porcentaje hasta el 1%, donde se pueden indicar de manera desordenada. Un truco para encontrar la línea de corte del 1% es buscar el phenoxyethanol que como máximo se usa al 1%. Otros ingredientes que siempre se utilizan en porcentajes inferiores al 1%: parfum, carbomer, xanthan gum. Todo lo que veáis por debajo de estos ingredientes, pese a que se utilicen como *claim* publicitario, no son relevantes en la fórmula.
3. Evitad pagar grandes cantidades de dinero por fórmulas cuyos primero cinco o seis ingredientes son aqua, glycerin,

cyclomethicone, dimethicone, mineral oil, cetearyl alcohol. Son ingredientes hidratantes muy básicos y baratos.

4. Ingredientes que suelen encarecer el producto y por lo que merece la pena pagar: péptidos, activos encapsulados, liposomas.

5. Glicerina. Normalmente, la cantidad habitual utilizada de glicerina ronda el 2-5%; todo lo que aparezca después, salvo que lo indique el fabricante, estará por debajo de este porcentaje Así es fácil ver si estamos pagando una pasta por agua y glicerina.

Caducidad de los cosméticos

Los cosméticos, a diferencia de los alimentos, no contienen una fecha de consumo preferente, sin embargo, sí se indica un periodo de apertura recomendada (PAO) con el que la marca nos garantiza el plazo de utilización del producto, según una evaluación de riesgos en función de la fórmula y los resultados fisicoquímicos obtenidos (microbiología, pH…).

No es habitual que los consumidores anotemos la fecha de apertura de los cosméticos, no es necesario, si el producto mantiene color, aspecto y aroma original podéis seguir utilizándolo sin temor.

INGREDIENTES *TOP*

Una forma sencilla de tener la certeza de que no estamos pagando un dineral por un producto que simplemente es agua, algún emoliente y conservantes, sino que obtendremos además de un producto hidratante algo de tratamiento, es buscando alguno o varios de los ingredientes que voy a nombrar a continuación. Además, son ingredientes que deben estar en nuestra rutina por sus múltiples cualidades.

Niacinamida

Derivado de la vitamina B_3. Antioxidante y estimulante de la síntesis de ceramidas y otros lípidos intercelulares.[43]

Ayuda a mantener la hidratación y refuerza función barrera de la piel.[44] [45]

Ayuda a regular el exceso de sebo y por lo tanto mejora el aspecto general de la piel y de los poros.[46]

Es antiinflamatorio y ayuda a pieles con tendencia a rojeces y con tendencia acneica.[47]

Ingrediente recomendado para utilizar en combinación con ácidos o retinol.

Para todas las pieles, pero muy necesaria en pieles con tendencia a rojeces.

INCI: niacinamide.

Ceramidas

Presentes de forma natural en la piel, aproximadamente a partir de los treinta se produce un descenso en los niveles de ceramidas en la piel, lo que puede llevar a rojeces, sensibilidad cutánea y sequedad.

Forman parte de los lípidos intercelulares o cementantes y de la barrera lipídica responsable del control de la pérdida de agua transcutánea, es decir, mantienen y regulan la hidratación de la piel y en los procesos descamativos naturales de la piel.

Existen varios tipos de ceramidas: normalmente se utiliza ceramide 2 y un aceite rico en ácido linoleico, como el de argán o el de borrajas, porque al poner el producto en nuestra piel se transforma en ceramide 1, que es más cara. Aunque también hay productos con ceramide 1. Mirad en los productos de alta gama y veréis que aparece más de un tipo de ceramida entre sus ingredientes, de ahí su precio.

Mejoran la función barrera de la piel y por lo tanto mejoran también la hidratación.[48]

Son ingredientes emolientes, y al ser lípidos, ayudan a retener el agua, de nuevo hidratan.

Al ser un ingrediente presente en la piel es perfecto para hidratar pieles deshidratadas y/o sensibles.

Ayudan a tratar e hidratar pieles atópicas y pueden mejorar dermatitis atópicas.[49]

Para todas las pieles, y muy necesarias en pieles maduras y/o con tendencia a la deshidratación o pieles cuya función barrera está alterada (por el sol, por abuso de exfoliación, por dermatitis…)

INCI: Ceramide 1 = Ceramide EOS, **Ceramide 2 = Ceramide NS, Ceramide 3 = Ceramide NP,** Ceramide 4 = Ceramide EOH, Ceramide 5 = Ceramide AS, **Ceramide 6 = Ceramide AP,** Ceramide 7 = Ceramide AH, Ceramide 8 = Ceramide NH, **Ceramide 9 = Ceramide EOP** (en negrita las más utilizadas en cosmética)

Precursores de ceramidas

Fosfolípidos, glicolípidos y esfingolípidos, con un alto contenido en ácido linoleico favorecen la síntesis de ceramidas.

Son emolientes, ayudan a reforzar la función barrera de la piel y por su composición son ingredientes de alta tolerancia en piel.

Para pieles sensibles, irritadas o alteradas.

INCI: glycolipids, glycosphingolipids, phospholipid.

También se utilizan como emulsionantes en fórmulas para pieles sensibles. Para simplificar os diría que si contienen phospholípidos como activo hidratante lo reclamaran con algún *claim* del tipo «con omega ceramidas» o que simplemente ponga «phospholipid» sin ir acompañado de nada más.

Aceites

Existen multitud de aceites con diversas propiedades, algunos de los más interesantes, tanto para usar solos como para buscarlos entre los primeros ingredientes de vuestros cosméticos.

Para piel seca/madura: aceite de jojoba, porque es oclusivo (mantiene hidratación), antiinflamatorio, rico en linoleico y su composición es parecida al sebo humano; y aceite de argán, porque contiene ácido linoleico, calma la piel y potencia la correcta renovación de la piel, reduciendo descamaciones.

Para piel mixta: aceite de semillas de cáñamo, porque es no comedogénico, textura ligera y rico en gama-linolénico (potente antiinflamatorio para el acné) y contiene ceramidas.

Para piel grasa sin tendencia acneica: aceite de avellana, porque es seco/astringente y rico en oleico (por ello no es adecuado para pieles con tendencia a imperfecciones).

Para pieles con tendencia a la deshidratación: aceite de borrajas, porque es poco comedogénico, antimicrobiano y rico en 36% linoleico y 23% linolénico; aceite de cártamo, porque es 0% comedogénico, 70% de linoleico; y aceite de rosa mosqueta, porque puede contener vitamina C, betacarotenos y tretinoina, aunque su textura es más pesada que los anteriores, y es 43% linoleico y 33% de linolénico.

Hialurónico

Presente de forma natural en la hipodermis, la piel contiene hasta el 50% de ácido hialurónico presente en el cuerpo humano.

Regula el comportamiento celular, retiene el agua equivalente a 1.000 veces su peso, es un compuesto humectante y mantiene la lubricación entre el colágeno y las fibras elásticas de la piel, permitiendo el movimiento de esta.

Aplicado tópicamente es un gran hidratante, mejora la elasticidad de la piel, presenta propiedades antiinflamatorias y ayuda a calmar y regenerar la piel.

Las moléculas de bajo peso molecular pueden llegar a tener un efecto sobre la profundidad de las arrugas. Para penetrar en la piel una molécula debe ser inferior a 10.000 Daltons (50)

Para todas las pieles, y especialmente útil en pieles finas y con tendencia a la deshidratación.

INCI: sodium hyaluronate, hyaluronic acid.

Ácidos

Ayudan a exfoliar la piel. Es importante entender que no todas las pieles los toleran. Si tu piel se enrojece o te pica en exceso, no son para ti; si te empeñas en usarlos puedes quemarte la piel y producirte una descamación y deshidratación. Precaución por favor.

Para pieles resistentes, abstenerse sensibles.

Para combatir puntos negros y limpiar la piel: ácido salicílico

Para pieles con tendencia a la deshidratación: láctico o glicólico. El láctico es menos irritante.

Para las que no toleran el resto de ácidos: mandélico o gluconolactone.

Vitamina A. Retinol

El retinol es un derivado comercial del ácido retinoico que se puede conseguir sin prescripción médica. El ácido retinoico también se conoce como retirides o tretinoína.

El retinol es un potente antioxidante y un gran ingrediente antiedad, mejora el tono y la textura de la piel y estimula la producción de colágeno. Cuando entra en contacto con nuestra piel se transforma en ácido retinoico.

Es un gran antioxidante así que, si buscáis efectividad, mejor si está encapsulado o liposomado y acompañado de otro antioxidante como la vitamina E.

Debe utilizarse siempre de noche y con protección solar a la mañana siguiente, pues sensibiliza la piel.

En la familia de los retinoides también podemos encontrar cosméticos con Retinal o Retinaldehido. Que puede ser efectivo en % inferiores al 0'1%.

Ésteres de retinol (retynil palmitate, retinyl linoleate...). Una buena opción para adentrarse en el mundo de los retirides puesto que son los menos irritantes.

Todos funcionan de forma parecida: se acaban transformando en ácido retinoico para poder tener un efecto real en nuestra piel. Simplificando mucho, cuantos más pasos necesiten para convertirse, menos eficaces son y también menos irritantes; por eso el ácido retinoico puro es el más efectivo y se debe aplicar bajo supervisión médica, porque se considera un medicamento y no un cosmético.

Para pieles resistentes. Aunque no es tan irritante como el ácido retinoico, puede irritar, enrojecer la piel y producir descamaciones visibles en la piel. Muy importante iniciarse con precaución una noche a la semana y con un producto con un porcentaje bajo.

INCI: retinol, retynil palmitate, Hydroxypinacolone Retinoate.

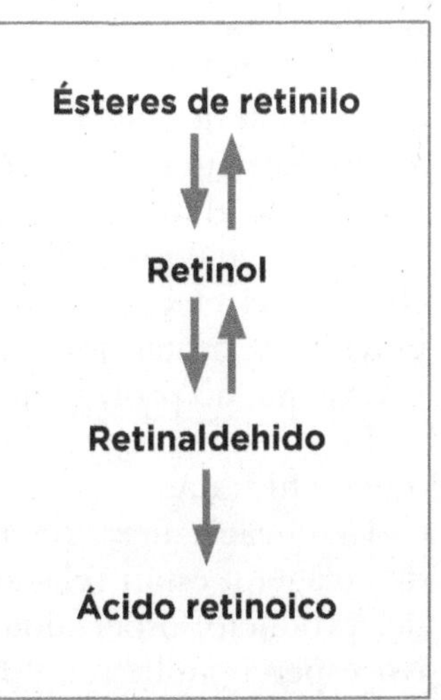

Panthenol

La provitamina B_5 es un alcohol que lejos de irritar, ayuda a mantener la hidratación de la piel, y es humectante.

Mejora la función barrera, actúa como repitelizante e incluso se ha realizado algún estudio en los que aplicaciones tópicas de niacinamida y panthenol ayudan a reducir rojeces y mejoran el estado general de la piel.

Para pieles mixtas-grasas y/o sensibles.

INCI: pantenol.

Vitamina E

Antioxidante y mejora la hidratación. Potencia el efecto de la vitamina C.

Para pieles secas o deshidratadas, aunque pueden beneficiarse todas las pieles.

INCI: tocopheryl acetate.

Vitamina C

El antioxidante por excelencia y uno de los activos antiedad que funcionan de verdad. Combate los radicales libres y por lo tanto puede frenar el envejecimiento cutáneo.

Mejora la hidratación y la elasticidad de la piel, pues potencia la producción de colágeno.

Puede actuar como despigmentante, reduciendo manchas y unificando el tono, el famoso *brightening effect*.

Como cualquier antioxidante potencia la protección solar y combate el efecto oxidante de las radiaciones UV. Ojo, aunque potencia la protección, implica que debe ir acompañado de filtros UV, ya que no protege del sol propiamente.

En general, mejora el tono y el aspecto de la piel y ayuda a mantenerla hidratada.

La eficacia despigmentante y la de potenciar la producción de colágeno están relacionadas con la capacidad de penetración del producto, especialmente en el caso de la despigmentación. No esperéis milagros y buscad sérums potentes de ascórbico o

Magnesium Ascorbyl Phosphate liposomado, que al parecer penetra bien en la piel.

Para pieles maduras, secas y resistentes.

INCI: vitamina C: ascorbic acid y tiene múltiples derivados menos eficaces, pero menos agresivos también: ascorbyl palmitate, sodium ascorbyl phospahte, tetrahexyldecyl ascorbate, magnesium ascorbyl phosphate.

Colesterol

Presente de forma natural en la piel, forma parte de los lípidos epidérmicos.

Emoliente, ayuda a reforzar la función barrera de la piel.

Para pieles sensibles y deshidratadas.

INCI: cholesterol.

Péptidos

Formados por aminoácidos y a su vez los polipéptidos pueden formar proteínas presentes de forma natural en nuestra piel como el colágeno.

Existen cuatro tipos de péptidos

— 1. Neurotransmisores.

Reducen la apariencia de las arrugas y evitan la formación de nuevas arrugas.

Actúan de forma similar al bótox, en un grado mucho menor relajan la musculatura facial. No deben utilizarse con ácidos ni con retinoides.

Botox like. Argireline.

—2. Señal.

Pueden estimular la formación de fibroblastos y generar más colágeno, elastina y otras proteínas de la dermis.

INCI: palmitoyl Pentapeptide-3 (Tradename - Matrixyl), Palmitoyl Oligopeptide (Dermaxyl), Palmitoyl Tripeptide-1 (Aldenine), Palmitoyl Tripeptide-5 (Syn-Coll).

—3. **Transportadores.**
Transportan metales como el cobre o el magnesio.
Repitelizantes que favorecen la síntesis del procolágeno,
pueden mejorar elasticidad de la piel.
INCI: hexapeptide-10 (Serilisine), Acetyl Tripeptide-11
(Syn-Orage), Copper peptide GHK-Cu.

—4. **Inhibidores de enzimas**
Pueden frenar la degradación del colágeno y de otras proteínas, por lo que pueden frenar parte del envejecimiento.
INCI: palmitoyl Tripeptide-30 (Melatime), Acetyl Hexa-
peptide-1 (Melitane).

Las propiedades que tienen son magníficas, pero para poder
cumplirlas deben penetrar en la piel, por lo tanto, dependerá mucho de la fórmula y de si van encapsulados y consiguen realmente
penetrar lo suficiente como aportar algún beneficio real. Los estudios que demuestran su efectividad son limitados y los precios de
los cosméticos que los contienen elevados.

Aminoácidos

Muy relacionados con el ingrediente anterior, los péptidos. Las evidencias científicas sobre la efectividad de la aplicación tópica de
aminoácidos en la piel son escasas, si bien no sería un ingrediente
alrededor del que crearía una rutina, sí que me resulta interesante
encontrarlos en mis fórmulas.
Pueden ayudar a reforzar la función barrera de la piel y a rege-
nerarla, y algunos son antinflamatorios y antioxidantes.
Para pieles sensibles o sensibilizadas.
INCI: taurine, glycine, cysteine, proline, arginine.

Activos antinflamatorios
No son ingredientes que busque deliberadamente en un cosmético, pero me gusta verlos, aunque el efecto real que puedan tener
en mi piel es moderado. Ayudan a que el conjunto de la fórmula
sea más respetuoso con mi piel. Os dejo el INCI de algunos ingredientes con esta propiedad, hay muchos.

INCI: allantoin, calendula extract, centella asiática, bisabolol, adenosine, avena extract...

Peróxido de benzoilo

Ingrediente efectivo para tratar pieles con tendencia acneica. Ayuda a mantener limpios los poros y a reducir las rojeces.

Siliconas

No pagaría mucho por un producto repleto de siliconas, pero son muy inertes, pueden ayudar a hidratar pieles dañadas e irritadas y son magníficos ingredientes para una buena prebase; también disimulan imperfecciones de la piel.

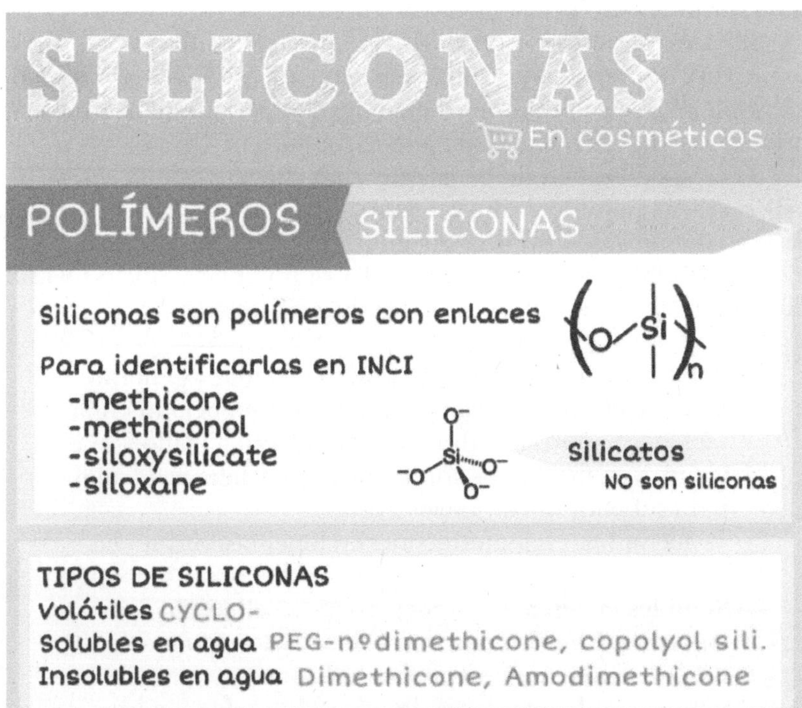

¿Cómo identificarlas?

Buscad ingredientes acabados en:

—methicone: cyclomethicone, dimethicone, amodimethicone, cetyl dimethicone...

—methiconol: phenyl methiconol, dimethiconol...

—siloxysilicate: trimethylsiloxysilicate (son resinas de siliconas)

O bien que contengan la palabra siloxane: cyclosiloxane, cyclopentylsiloxane...

Ahora voy a comentar algunos compuestos que parecen siliconas, pero no lo son.

Los PEG (Polyethylene glycol) NO son siliconas, son polímeros. Que aparezca la palabra PEG no implica que sea una silicona, por ejemplo, PEG-100 stearate NO es una silicona; otra cosa es que sea PEG-9 dimethicone, esto sí es una silicona. Normalmente se usan para disolver siliconas en agua o agua en siliconas, como emulsionantes, y el número indica el peso molecular del polímero PEG, lo grande que es. Resumiendo: si aparece PEG no tiene por qué ser una silicona, pero sí hay siliconas con PEG.

Silicates son silicatos no siliconas, contienen enlaces Si-O pero la unidad de repetición es una estructura tetraédrica con un silicio rodeado de cuatro átomos de oxígeno y son polímeros inorgánicos; no contienen enlaces sílicio-carbono.

¡Pero si me acabas de decir que -siloxysilicate es una resina de siliconas! Ya, pero lleva siloxy delante lo que lo convierte en un polímero de siloxano y en una silicona.

Silanols tampoco son siliconas, llevan un enlace Silicio-OH no Silicio-Oxígeno, de ellos pueden derivar siliconas.

— **Volátiles.** Siliconas de bajo peso molecular y generalmente cíclicas. No dejan residuos ni en el pelo ni en la piel, pero aportan hidratación, moderada, brillo y suavidad. Son productos con texturas muy ligeras, ideales para cabellos finos y pieles grasas.

  Ejemplos: cyclomethicone, cyclopentasiloxane.

— **Solubles en agua.** Compuestos que se eliminan solo con agua. En champús y acondicionadores con aclarado prácticamente no aportan hidratación, pero en cremas o acondicionadores sin aclarado aportan cierta hidratación y no apelmazan el cabello. También ayudan a reducir la posible irritación de por ejemplo el SLS.

Hay compuestos más solubles y menos solubles: las siliconas con PEG son más solubles en agua, cuanto mayor es el número HLB, por ejemplo, PEG-9 dimethicone tiene un HLB de 10 y PEG-3 dimethicone de 4,5.

Los dimethicone copolyols ayudan a mantener la hidratación de la piel, reteniendo el agua y acondicionan el cabello bastante bien. Es mejor usarlas en productos sin aclarado; además, en combinación con polímeros cuaternarios ayudan a desenredar el cabello y le aportan suavidad y brillo y también potencian la formación de espuma en champús.

Este tipo de siliconas son perfectas para cabellos finos que quieren evitar el *buildup* y que no son excesivamente secos. Son mucho más efectivas en productos sin aclarado.

Algunos ejemplos de más a menos solubles: el dimethiconol posee grupo -OH así que es algo soluble, aunque prácticamente se consideran insolubles.

Ejemplo: PEG-10 dimethicone, peg-3 dimethicone, dimethicone copolyol, dimethiconol.

—**No solubles en agua.** Por último, las siliconas insolubles o poco solubles en agua, que se depositan sobre el cabello y permanecen incluso después del aclarado, pueden resultar algo pesadas en cabellos finos e incluso pueden acumularse en el cabello formando el temido *buildup*. Aunque que no sean solubles en agua no implica que se queden en el pelo para siempre; los tensioactivos las eliminan.

También incluyo en este grupo las siliconas con carga positiva que se depositan sobre la superficie del cabello gracias a su carga.

Son las que aportan mayor hidratación, y mantienen su efecto durante más tiempo, pues forman una película sobre el pelo o la piel resistente al agua. Son perfectas para pieles secas y cabellos secos y/o castigados.

Ejemplos: dimethicone, amodimethicone (cargada positivamente), polydimethylsiloxane.

¿Taponan los poros?

No pasa nada por utilizar productos con siliconas en la piel, lo que tenéis que hacer es limpiar la piel bien para evitar ensuciar los poros y que salgan granos.

Si tenéis la piel grasa y con tendencia a imperfecciones tal vez prefiráis siliconas ligeras solubles en agua o volátiles como la cyclomethicone cuyas moléculas son demasiado grandes como para taponar los poros, se sitúan sobre la superficie de la piel, la hidratan, mejoran su aspecto y todos contentos.

Además, cyclomethicone y dimethicone ayudan a prevenir irritaciones causadas por los filtros químicos presentes en los protectores solares.[51]

RUTINA POR TIPO DE PIEL

Odio las clasificaciones por tipo de piel «marketinianas» y a la vez admito que son imprescindibles, porque realmente todo depende de la fórmula. Puede haber múltiples excepciones, pero claro, por algún sitio hay que empezar.

Creo en las rutinas sencillas, en escoger productos buscando determinados ingredientes y en rotar productos con regularidad.

Así pues, os planteo unas rutinas ejemplo para aquellos que quieran empezar, pero no tengan claro como combinar texturas o ingredientes.

Piel joven grasa
y con tendencia acneica

Crema lavante o gel NR + cremigel (niacinamida, derivados del salicílico o algún otro activo para combatir acné).

Debe ser constante con la exfoliación y/o mascarillas de arcilla.

Piel mixta deshidratada

Crema lavante o espuma limpiadora + cremigel (ceramidas + niacinamida).

Puede alternar cremigel con gel o sérum. Puede utilizar un aceite una vez a la semana.

Piel sensible

Crema lavante o leche limpiadora (aclara con agua) + gel o sérum de ácido hialurónico.

Complementar con aceite una vez a la semana o más. Incluir un producto con ceramidas.

Piel seca

Manteca desmaquillante + crema hidratante (ceramidas y vitamina E).

Alternar aceite/crema o combinar ambos; se puede incluir un sérum de ácido hialurónico sobre la hidratante si se nota tirantez.

Piel madura resistente

Manteca desmaquillante + crema hidratante (antioxidantes, ceramidas).

Complementar o combinar con un aceite.

Por las noches, tratamiento con ácido ascórbico o con retinol.

Aquellas pieles que requieran más limpieza porque se maquillen o utilicen SPF 50 *waterproof* pueden incluir un segundo paso de limpieza (agua micelar o bien aceite desmaquillante) o buscar un producto con mayor detergencia siempre que no reseque.

CONCLUSIONES

A lo largo del libro he repetido varias veces el mantra de limpieza + hidratación + protección solar + exfoliación ocasional, y es que al final, por mucho que nos intenten vender otra cosa, las bases de la cosmética no han cambiado en las últimas décadas.

No existen productos ni ingredientes milagro, así como tampoco existen ingredientes prohibidos por más que se empeñen en demonizarlos. Existen fórmulas que funcionan y fórmulas que no y pueden ser diferentes para cada tipo de piel o persona.

Creo en las rutinas sencillas, en fórmulas que giran en torno a dos o tres ingredientes clave que funcionan bien. Creo en las limpiadoras que limpian, pero no resecan, en las hidratantes que hidratan y aportan un extra de antioxidante y en que el protector solar es el mejor cosmético antiedad, y creo en todo esto porque hay estudios que lo avalan. No creo en los ingredientes de moda sin fundamento alguno, ni en las promesas imposibles, prefiero eliminar la magia y el *glamour* y quedarme con lo que me funciona de verdad.

Espero que la lectura de este libro os haya resultado útil y os permita adentraros en la ciencia de la cosmética y que, aunque solo sea de vez en cuando, os animéis a darle la vuelta a vuestros cosméticos, a desnudarlos, a dejar de lado el *marketing* y a contrastarlo con los ingredientes que aparecen en el INCI.

BIBLIOGRAFÍA

1. *La función inmunológica de la piel*. Rivera, Laura E Castrillón, Ramos, Alejandro Palma y Desgarennes, Carmen Padilla. 2008, Dermatología Rev Mex, págs. 211-24.
2. *Water, Hydration and Health*. Popkin, Barry M., D'Anci, Kirsten E. y Rosenberg, Irwin H. Vols. Nutr Rev. 2010 Aug; 68 (8) 439-458.
3. *Water content at different skin depths and the influence of moisturizing formulations*. alonso, Mauricio Guzman y Cortazar, Tania M. s.l.: H&PC Today vol. 11(1) January February 2016.
4. Jean L. Bolognia, Joseph L. Jorizzo,Ronald P. Rapini. *Dermatology* . s.l.: Mosby.
5. Zaidi, Zohra y Walton, Shernaz. *A Manual of Dermatology*. s.l.: Jaypee.
6. *Penetration enhancers*. AC, Williams y BW, Barry. s.l.: Adv Drug DEliv Rev 2004 Mar 27; 56 (5) 603-18.
7. *Evaluating 1,3-Propanediol for Potential Skin effects*. Belcher, LEigh A., Muska, Carl F. y DeSalvo, Joseph W. 5, s.l.: Cosmetics & Toiletries, May 2010, Vol. 125.
8. *Piel sana y manto ácido*. Orlandi, María Cecilia. s.l.: Dermatología cosmética.
9. *Skin surface pH and topical emollient: Fact or artifact?* Farage, Miranda A., y otros. s.l.: Jacobs Journal of Experimental Dermatology.
10. Gotlib, NAtan, Damonte, Silvia Perez y Muhafra, David. *Dermato estética*. 2005.
11. *Skin pH: from basic science to basic skin care*. SM, Ali y G., Yosipovitch. s.l.: Acta Derm. Venereol, 2013 May; 93 (3) 261-7.
12. *Jacobs journal of experimental dermatology skin surface pH and topical emollient: Fact or artifact?* Farage, Miranda A., y otros. s.l.: Jacobs publisher.

13. *The concept of the acid mantle of the skin: Its relevance for the choice of skin cleansers.* Schmid, M.H. y Korting, H.C. 276-280, s.l.: Dermatology, 1995, Vol. 191.

14. *Correlation between pH and irritant effect of cleansers marketed for dry skin.* L, Baranda, y otros. 494-9, s.l.: Int J Dermatol, 2002, Vol. 41(8).

15. *Antimicrobials from human skin commensal bacteria protect against Stapjylococcus aureus and are deficient in atopic dermatitis.* Nkatsuji, et al. 2017, Vol. 9 (387).

16. *Skin microbiome and acne vulgaris: Staphylococcus, a new actor in acne.* B, Dreno, y otros. 798-803, s.l.: Exp Dermatol, 2017, Vol. 26(9).

17. *Microbial considerations in rosacea treatment.* hilton, Lisette. s.l.: Dermatology times, 2015.

18. *Bifidobacterium longum lysate, a new ingredient for reactive skin.* A., Guéniche, y otros. s.l.: Exp Dermatol, 2010.

19. *Are skincare products with probiotics worth the hype?* Farris, Patricia K. y M.D. s.l.: Dermatology times, 2016.

20. *Pre and probiotic cosmetics.* R, Simmering y R, Breves. 2009, Vols. 809-14.

21. *Culture shift: Rethinking teh role of commensal microflora od teh skin in cosmetic formulation.* Dobos, Kelly A. s.l.: Cosmetics and toiletries, 2013.

22. *The cosmetic intolerance syndrome. Ear Nose Throat .* HI., Maibach. 29-33, 1987, Vol. 66.

23. *The sensitive skin syndrome. .* Lev-Tov H, Maibach HI. 419–423, s.l.: Indian J Dermatol., 2012, Vol. 57(6).

24. *The content and ratio of type I and III collagen in skin differ with age and injury.* Cheng, Wang, y otros. 2524-2529, s.l.: African Journal of biotechnology, 2011, Vol. 10(13).

25. *Skin surface ph and topical emollient: Fact or atifact?* Farage, Miranda A., y otros. s.l.: JAcob publishers, 2015.

26. *The role of vitamin C in pushing back teh boundaries of skin aging: an ultrasonographic approach.* Crisan, Diana, y otros. 463-470, s.l.: Clin Cosmet Investig Dermatol, 2015, Vol. 8.

27. *Topical Vitamin C and the Skin: Mechanisms of Action and Clinical Applications.* Al-Niaimi, Firas, MRCP(UK)(Derm) y Chiang, Nicole Yi Zhen. 14-17, s.l.: J Clin Aesthet Dermatol, 2017, Vol. 10(7).

28. *Niacinamide: A B vitamin that improves aging facial skin appearance.* DL, Bissett, JE, Oblong y CA., Berge. 5, s.l.: Dermatol Surg, 2005, Vol. 860.

29. *Topical niacinamide reduces yellowing, wrinkling, red blotchiness, and hyperpigmented spots in aging facial skin.* Bissett DL, Miyamoto K, Sun P, Li J, Berge CA. 231-8, s.l.: Int J Cosmet Sci, 2004, Vol. 26(5).

30. *Skin tightening with polymer contaning formulations.* Jachowicz, J., y otros. wayne: International specialty products.

31. *Alteration of skin mechanics by thin polymer films.* Jachowicz J, McMullen R, Prettypaul D. 312-9, s.l.: Skin Res Technol, 2008, Vol. 14(3).

32. *Effects of washing of the face with a mild facial cleanser formulated with sodium laureth carboxylate and alkyl carboxylates on acne in Japanese adult males.* Isoda K, Takagi Y, Endo K, Miyaki M, Matsuo K, Umeda K, Umeda-Togami K, Mizutani H. 2015: Skin Res Technol, 21(2), Vols. 247-53.

33. *The effect of a daily facial cleanser for normal to oily skin on the skin barrier of subjects with acne.* ZD, Draelos. 34-40, 2006, Vol. 78.

34. Baumann, Leslie. *Cosmetic Dermatology: Principles and Practice .* 2002.

35. Schalock, Peter C. *Lippincott's Primary Care Dermatology.* 2010.

36. *Oily Skin: A review of Treatment Options.* Dawnielle C. Endly, Richard A. Miller. 49-55, s.l.: J Clin Aesthet Dermatol, 2017, Vol. 10(8).

37. *Alpha hydroxyacids modulate stratum corneum barrier function.* E, Berardesca, y otros. 934-8, s.l.: Br J Dermatol, 1997, Vol. 137 (6).

38. *The Treatment of Ichthyosis and Hyperkeratotic Conditions with Urea.* Rosten, Morris. 1970.

39. *Affinity purification of the novel cysteine proteinase papaya proteinase IV, and papain from papaya latex.* D J Buttle, A A Kembhavi, S L Sharp, R E Shute, D H Rich, and A J Barrett. 469-476, s.l.: Biochem J, 1989, Vol. 261 (2).

40. *Inhibitory effects of viniferin and resveratrol on the L-dopa oxidase activity of tyrosinase.* KAng, Bo-Seong, y otros. 235-237, 1998, Vol. 26.

41. *Guidelines for Evaluating Sun Product Water Resistance.* 2005.

42. Sunjinbs catalog. 2016.

43. *The effects of a daily facial lotion containing vitamins B3 and E and provitamin B5 on the facial skin of Indian women: A randomized, double-blind trial.* Hemangi R. Jerajani, Haruko Mizoguchi1, James Li1, Debora J. Whittenbarger1, Michael J. Marmor1. 1, s.l.: Indian Journal of Dermatology, Venereology and Leprology,, 2010, Vol. 76.

44. *Measuring the effects of topical moisturizers on changes in stratum corneum thickness, water gradients and hydration in vivo.* Crowther JM1, Sieg A, Blenkiron P, Marcott C, Matts PJ, Kaczvinsky JR, Rawlings AV. 677-77, s.l.: Br. J. Dermatol., 2008, Vol. 159.

45. *A Review of the Range of Effects of Niacinamide in Human Skin.* Paul J. Matts, John E. Oblong and Donald L. Bissett. 2002.

46. *The effect of 2% niacinamide on facial sebum production.* Draelos, Zoe Diana y Matsubara, Akira. 96-101, s.l.: Journal of Cosmetic and Laser Therapy, 2006, Vol. 8(2).

47. *A Review of the range of effects of niacinamide in human skin.* Matts, Paul, Oblong, John y Bissett, D.L. 2002.

48. *Ceramidas (I). Conceptos generales.* Marín, Deiry y Pozo, Alfonso del. s.l.: Formación permanente en dermofarmacia, 2004.

49. *Decreased level of ceramides in stratum corneum of atopic dermatitis: an etiologic factor in atopic dry skin?* G, Imokawa y Abe A, Jin K, Higaki Y, Kawashima M, Hidano A. 523-6, s.l.: J Invest Dermatol, 1991, Vol. 96.

50. *Low Molecular Weight Hyaluronic Acid: Its Effects on Epidermal Gene Expression & Skin Ageing.* M. Farwick*, P. Lersch, G. Strutz. s.l.: SOFW Journal, 2008.

51. *Effective sunscreen ingredients and cutaneous irritation in patients with rosacea.* Nichols K, Desai N, Lebwohl MG. 344-6, s.l.: Cutis, 1998, Vol. 61.